歯《し》原《げん》病《びょう》

神経を抜いた歯が引き起こすさまざまな全身の病気

歯学博士
中島龍市
Nakashima Ryuichi

現 代 書 林

はじめに

「患者様に、歯科医療の専門家である私が受けたい治療を提供したい」

このテーマで、１９８４年に私が歯科医院を開業して以来、早いもので31年が過ぎました。現実のさまざまな制約や矛盾を抱えながら、石に穴をうがつような思いで治療に取り組んできました。

なるべく歯を削らない、なるべく歯の神経を抜かない、なるべく歯を抜かない……。この姿勢で、毎日の診療をおこなっています。今までの主な経緯は、少し専門的になりますが次のようになります。

- 咬合器「ディナーマークⅡ」を使用しての咬合の分析方法をマスターする（１９８４年）
- 「コーヌスクローネテレスコープ」の部分入れ歯を導入（１９８５年）
- 桜井唯次先生の「無痛デンチャー」の総入れ歯を導入（１９８８年）

●ＩＴＩインプラントを導入（１９９４年）
●ブローネマルクインプラントを導入（１９９５年）
●鍼・灸・漢方の東洋医学を導入（２００１年）
●３Ｍｉｘ‐ＭＰ法を導入（２００６年）

３Ｍｉｘ‐ＭＰ法は、宅重豊彦先生が開発された「内科的歯科療法」です。この療法の効果で、歯の神経を抜く治療がほとんどなくなりました。また、いつまでも不快な症状が続く難治性の根管治療（歯の根っこの治療）も、非常に簡単に治るようになりました。３Ｍｉｘ‐ＭＰ法がもっと歯科医の間に広まれば、患者様に多大な恩恵を与えることになると思います。

２０１０年８月、アメリカのジョージ・Ｅ・マイニー博士の『虫歯から始まる全身の病気（片山恒夫監修、恒志会訳）』を読み、大変な衝撃を受けました。身体が熱くなり、１カ月の間、その熱さは消えませんでした。この全身の病気こそ、「歯原病《しげんびょう》」です。

歯原病は、失活歯《しっかつし》（神経を抜いた歯、あるいは虫歯や外力により神経が死んだ歯）がつくり出す様々な全身の病気で、病巣感染でもあります。もしそうであれば、私たち歯科医は歯の神経を抜けなくなります。しかも、歯原病を治す方法は、抜歯しかないのです。

様々な思索を経て、「3Mix－MP法を用いて治療すれば、抜歯せずに歯原病が治せるのではないか」と思い至り、2010年10月から着手しました。

臨床の現場では結果がすべてですが、歯原病治療の結果は非常に良好です。驚くような確かな手ごたえを感じ、感動があります。歯原病の治療により、自己免疫疾患に代表される難病が治っていけば、患者様本人のQOL（クオリティ・オブ・ライフ＝生活の質）の改善は大きく、ひいては日本の医療費の減少にも貢献できると思われます。

本書は、歯原病を知っていただく最初の試みです。一人でも多くの方が歯原病を知り、歯についての新常識を自分のものとしていただければ望外の幸せです。

2015年8月

歯学博士　中島龍市

歯原病　神経を抜いた歯が引き起こすさまざまな全身の病気――目次

第2章　3Mix-MP法について

第3章　症例集1　すべての失活歯を治療した場合

本章で紹介する症例について　54

序章

患者様には、歯科医療の専門家である私が受けたい治療を

立命館大学理工学部機械工学科を卒業、大学院に進む

歯原病とは何か、どうすれば歯原病を治せるのか？

その話の前に、自己紹介を兼ねて、私のプロフィールを少しお話しします。

歯科医を目指す場合、普通は高校を卒業後、大学の歯学部に進学します。そこで6年間学び、国家試験に合格して晴れて歯科医の資格を取得します。

年齢的に言えば、だいたい24～25歳になります。私が国家試験に合格し、歯科医の資格を得たのは１９８２年。30歳のときです。

普通のステップよりかなり遅いわけですが、開業歯科医を志し、福岡県立九州歯科大学に入学したのが１９７６年。その半年前まで、私は立命館大学理工学部機械工学科大学院の田中道七研究室に在籍していました。

１９７０年、福岡県の県立筑紫丘高校を卒業した私は、一浪して立命館大学理工学部機械工学科に入学しました。高校へはバイクで通学していて、単純に機械に興味を持ち、エンジニアを志したからです。

私は立命館大学に進みましたが、実は九州大学工学部機械工学科を受験しました。

立命館大学は福岡市での地方試験があり、ウォーミングアップで受験して合格していました。九州大学は余裕で合格すると思っていましたが、不合格でした。合格発表で、自分の番号が掲示板になかったときのショックは大変なものでした。

なにもできなくなり、ただ呼吸をして生きているだけでした。それまで持っていた自分なりの人生観、社会観というものすべてが崩壊しました。「このような苦しい思いをして、どうして生きているのだろうか」と思うようにさえなりました。このような精神状態の中で満開の桜が本当に美しい京都に行き、大学の門をくぐったのです。

哲学的な京都の雰囲気の中で、すばらしい人たちとの出会いもあり、自己を見つめ、人生と人間、社会を考えるようになり、少しずつ立ち直っていきました。そして、大学2年のとき、『日本の技術者』（星野芳郎編）という一冊の本と出会いました。

「エンジニアは自分に合わないのではないか？」

この本にレポートを寄せた先輩たちの足跡を知るにつれ、この疑問が湧きあがってきました。私の人生にとり、この疑問は将来を左右する重要な問いかけでした。

「しかし、勉強せずにどうして分かるのか。機械工学をしっかり勉強したあと進む道を決めよう」

こう自分に言い聞かせ、卒業後は大学院に進みました。大学院では田中道七教授の田中研究室に入りました。研究テーマは「金属の疲労破壊」でした。金属の疲労破壊という言葉を聞くと、１９８５年のＪＡＬの御巣鷹山墜落事故を思い出す方も多いでしょう。

私が大学でどんな研究をしたかと言うと、長さ10㎝ほどの金属棒に、１００万回まで力を繰り返しかけていきます。京都は周波数が60Hzで、１００万回かけるのにほぼ3日間かかります。そして、破断したときの力の大きさと回数を計測していきます。１００万回をクリアできたら、「疲労破壊に対して強度がある」と判定します。

このようにして、一つずつデータを取っていきます。そして、様々なことを解析していきます。

田中研究室は、アニメの『タイガーマスク』で有名になった〝虎の穴〟のようなところでした。

睡眠時間は、1日2～3時間しかありません。金属の疲労破壊をテーマに研究する日々が1カ月、2カ月、3カ月と経つにつれ、「自分には合わない」という気持ちが日増しに強くなってきました。

開業歯科医を志して大学院を中退、半年後に九州歯科大学に再入学する

〝疲労破壊が解明されれば、人類に多大な恩恵をもたらすが、永遠に解けないテーマである〟

大学院1年の途中でした。こう思ったとき、私の内部で研究する意欲が崩れました。

「先生、疲労破壊は解明されるのでしょうか？　解明できないのではないでしょうか？」

思い余って教授に相談すると、腹を抱えて笑い、こう言われたのです。

「当たり前だ。解明できるわけがない。これは永遠に解明できない」

そこで、私は聞き返しました。

「では、なぜ研究するのですか？」

すると教授は真剣な顔をして、こう言われたのです。

「ここで研究した知識は、いっさい役に立たない。しかし、研究することによって得た副次的なものは大変役に立つ。立命の田中研は関西の大学院で一番しんどいと言われるが、あえてこんなにしんどくしているのは、田中研に2年いれば世の中に出たとき何でもでき

るという自信がつく。それが私の君たちへのプレゼントだ」

そのあと、「君は疲れているから、1カ月ほど休んで旅にでも行ってこい」と、ニッコリ微笑まれました。

田中教授の言葉どおり、大学院を休んで沈思熟考しました。

「自分のすべてを捧げて仕事をすることはいとわない。しかし、それに見合う会社はあるだろうか？　大きな会社で働くとなれば、上からの指示には従わなければならない。上司を選べない、自己主張できない。それだけの覚悟はあるのか？　さらに、直接、人のためになるような仕事をしたい。医療にかかわる仕事をしたい。しかも、独立して仕事をしたい……」

こうした思索を経て、一人でもできる開業歯科医になろうと決意しました。この結論を持って田中教授を訪ねると、教授はまずこう言われました。

「今から受験勉強をして受かるのか？」

「頑張ります！」

こう答えると、田中教授は優しく、かつ厳しく諭してくださいました。

「若いときには二股かけるな。君は立命をやめて、受験勉強をもう1回していくんだろう。

若いときはやり直しがきく。自分を絶体絶命のところに立たせないと、力は出ない。落ちたときには立命の大学院には戻れるが、落ちたからといって戻ってくるな」

私も、受験に失敗しても、戻るつもりは毛頭ありませんでした。「戻るつもりはありません」と申し上げました。

「分かった。あとのことは我々でカバーするから、勉強を頑張れ！」

田中教授のこのひと言は、私の背中を力強く押してくれました。

田中研究室での研究時代、そしてこの進路変更の際にも、田中教授からは人生について様々なことを教えていただきました。田中教授は一流の研究者、一流の教育者、一流の経営者です。立命館大学の理工学部長、理工学部の草津キャンパス移転の総責任者、日本材料学会会長まで歴任された人物です。

田中教授との出会いで、私の人生は大きく変わったとも言えます。田中研究室に在籍したことは私の誇りであり、田中教授には深く感謝しています。

進路変更は、一見遠回りに見えて実は〝最高の近道〟だった

大学院を中退したのは1975年9月、23歳のときでした。福岡県立九州歯科大学を受験することに決め、半年後の入試への猛勉強の日々が始まりました。

九州歯科大学は日本で唯一の公立の歯科大学で、しかも国公立では最も古い歴史がありました。2014年で開学100周年を迎えています。

6ヵ月間、立命館大学の図書館で一日中、受験勉強をし続けました。結果を出さないとあとがありません。まさに、背水の陣です。

勉強の甲斐があり、半年後の1976年4月に九州歯科大学に入学しました。

「これで職業は決まった。自分のすべてを捧げても悔いのないものを得た。あとはどこまで遠くへ飛んで行けるかである。これは簡単なことだ。『自分のすべてをどんな仕事に捧げるのか?』という悩みに比べると、自分の道が決まったあとはただ頑張ればいいだけなので、こんなに楽なことはない」

このような晴れやかな心境で、二つ目の大学の門をくぐりました。

「医学はひとつひとつの知識の裏に、尊い生命の犠牲がある尊い学問である。このような尊い学問は他にはない。真面目に勉強しないと、犠牲になった生命に申し訳ない」

教養課程を経て専門課程に入って医学の勉強を始めたとき、そう思いました。

つねにこのことを胸に刻み、歯科医学の勉強をしました。その過程で、「力学」を勉強したことが活かされることに気づきました。

歯科医学最大のアポリア（難問）は、咬み合わせ（咬合、オクルージョン）です。その追求にしても、顎関節症、部分入れ歯、総入れ歯、ブリッジ、インプラントなどの補綴治療にしても、力学の視点や考え方が重要なのです。

また、歯根（歯の根っこの部分）の破折、補綴物（歯に被せる金属や部分入れ歯、総入れ歯のこと）の破壊にしても、すべて疲労破壊で起こることにも気づきました。疲労破壊の研究体験から、開業後は、限界はあるものの対処できるようになりました。

食物を噛み砕くとき、一本の臼歯には60kgもの力がかかる。ある意味、歯科の治療現場は日々、力学や疲労破壊との格闘の連続である――。

今さらながら、この感を強くしています。

立命館大学の時代には機械工学の基礎である材料力学、流体力学、熱力学という「力学」

を勉強し、大学院では疲労破壊の研究に携わりました。その経験のすべてが、まったく別の分野である歯科医学の追求に役立ち、何も無駄がありませんでした。

私は23歳で進路変更し、歯科医学の道に踏み込みました。

一見、回り道をしたようですが、実は本質的なことを学ぶ〝最高の近道〟だった――。

今、しみじみこう実感しています。

実は九州大学の受験のとき、左下の親知らずが痛んで食事がほとんど取れなかったのです。歯科医院へ行って抗生剤をもらえば簡単に治ったのに、そのような知識もありませんでした。

脳の栄養源は、食事からとれるブドウ糖です。入試の日、ブドウ糖の不足で脳が充分に機能できなかったと考えられます。不思議なものを感じます。私は奈落の底に落ちて、そこから這い上がりました。その経験をバネにして、大きく成長することができました。

患者様のための歯科医療を追求する過程で、歯原病と出会う

1982年、30歳で九州歯科大学を卒業後、故・中村直先生の歯科医院に勤務しました。

中村先生は、私が大学院を中退して医学部か歯学部に入り直そうと迷っていた際、相談をさせていただきました。九州歯科大学の先輩でもあり、親戚筋にも当たります。

「23歳なら、今からでも遅くはないよね。医学部はなかなか開業が難しいが、歯学部なら開業しやすい。これから歯科医は増えるが、力があればやっていける」

田中先生と同じく、中村先生にもこう背中を押していただきました。

中村先生は、福岡市の中心部・天神で歯科医院を開業し、福岡県の歯科医師会の副会長も務められました。先生には歯科医師としての基本的スタンスをしっかり教えていただき、また、臨床のノウハウを懇切丁寧に指導していただきました。深く感謝しております。

１９８４年、福岡市の福岡空港にほど近い地域に開業しました。大学を卒業して2年後の開業は、あまりにも早すぎるとも言えます。

「私の作ったこの入れ歯では咬めない。患者様には本当に申し訳ない」

勤務医時代、部分入れ歯、総入れ歯の患者様の治療をした際、こう思ったものです。

診療経験の浅い歯科医師にとって、咬める入れ歯をつくることは非常に難しいものです。目の前に断崖絶壁がそびえ立っているようなものです。自分の無力さを強く感じました。

咬み合わせ、顎関節症、部分入れ歯、総入れ歯とマスターしていくためには、様々なテクニックを実践し、自分のものにしていかなければなりません。勤務医の身では、時間的にも費用の面でも、経営者でもある院長に迷惑がかかります。そこで開業しかないと思い、早い開業となりました。

さらに、開業3年後の移転にも、私なりの理由があります。

開業地は、遠くからでも患者様が飛行機、JR、地下鉄、さらにバスなどで来院できる、交通の便の良い所にしようと思っていましたが、資金も実力もない歯科医にとり、最初から福岡市内の中心地では不可能であると考えました。まず、中心地から離れた地域に開業し、力をつけてから中心地に移転しようと計画しました。

1987年、JR博多駅から徒歩5分の現在地に移転開業し、現在に至っています。

歯科医院を開業して、自由にできる自分の城を持つことができました。それ以降、一人の患者様に4時間、あるいは8時間という長い時間を費やしたこともありました。そのようにしてありとあらゆる治療のテクニックを実践して実力をつけていきました。

そして2010年8月、私は、まったく新しい歯科治療のテーマと遭遇したのです。

歯原病――。

これがその新しいテーマで、本書のテーマです。

私は１９７６年４月、九州歯科大学に入学したとき、未来に思いを馳せ、「時代の最先端を切り開く歯科医師に！」との誓願を立てました。この誓願は、今に至るまで39年間保ち続けています。

最近、「歯原病の治療がこれに当てはまるのではないか」と痛感しています。歯原病は本書のテーマであり、私のこれからのライフワークでもあります。

第1章

「歯原病」とは何か?

歯原病の概念

歯原病とは失活歯（神経を抜いた歯、あるいは虫歯や外力により神経が死んだ歯）が作り出すさまざまな全身の病気であり、病巣感染でもあります。

病巣感染とは？

以前、病巣感染は感染の原因となった細菌やその毒素が、遠く離れた部位に到達して病気を起こすと考えられていました。しかし、現在では原病巣に侵入したウイルスや細菌がリンパ球や抗体を刺激し、その刺激を受けて狂って暴走したリンパ球や抗体が、血液に乗って身体中を移動し、遠く離れた場所で自分の身体を攻撃して病気を起こすと考えられています。

さらに最近では、正確には病気の場所に感染を伴っていない場合もあり、「病巣からの炎症」と考えたほうが良いといわれます。このようなことから自己免疫疾患に代表されるような病気が多いのです。

歯原病のメカニズム

象牙質は歯のほとんどを占めている歯の骨格で、直径0・8〜2・2㎛の象牙細管の集合体です。単根歯（歯の根っこが一つ）の場合でも、象牙細管をすべてつなぎ合わせると、4・8㎞もの長さとなります（30ページ図参照）。

神経を抜いている歯の象牙質の中には、100％近く細菌が存在します（31ページ写真参照）。現在の根管治療に用いられている一般的な数種類の薬剤では、どれを何回、あるいは何十回使っても象牙細管内の細菌は死滅しないからです。

その理由は二つ。一つは、歯髄は側枝を伸ばした網の目状の複雑な形をしているので、完全に歯髄を除去することは不可能であり、どうしても取り残しが存在します。この残った歯髄は、あとで壊死を起こして細菌の増殖の温床となります。

もう一つの理由は、奥深い象牙細管の中にまで浸透する薬剤がないからです（49ページ

歯の解剖図

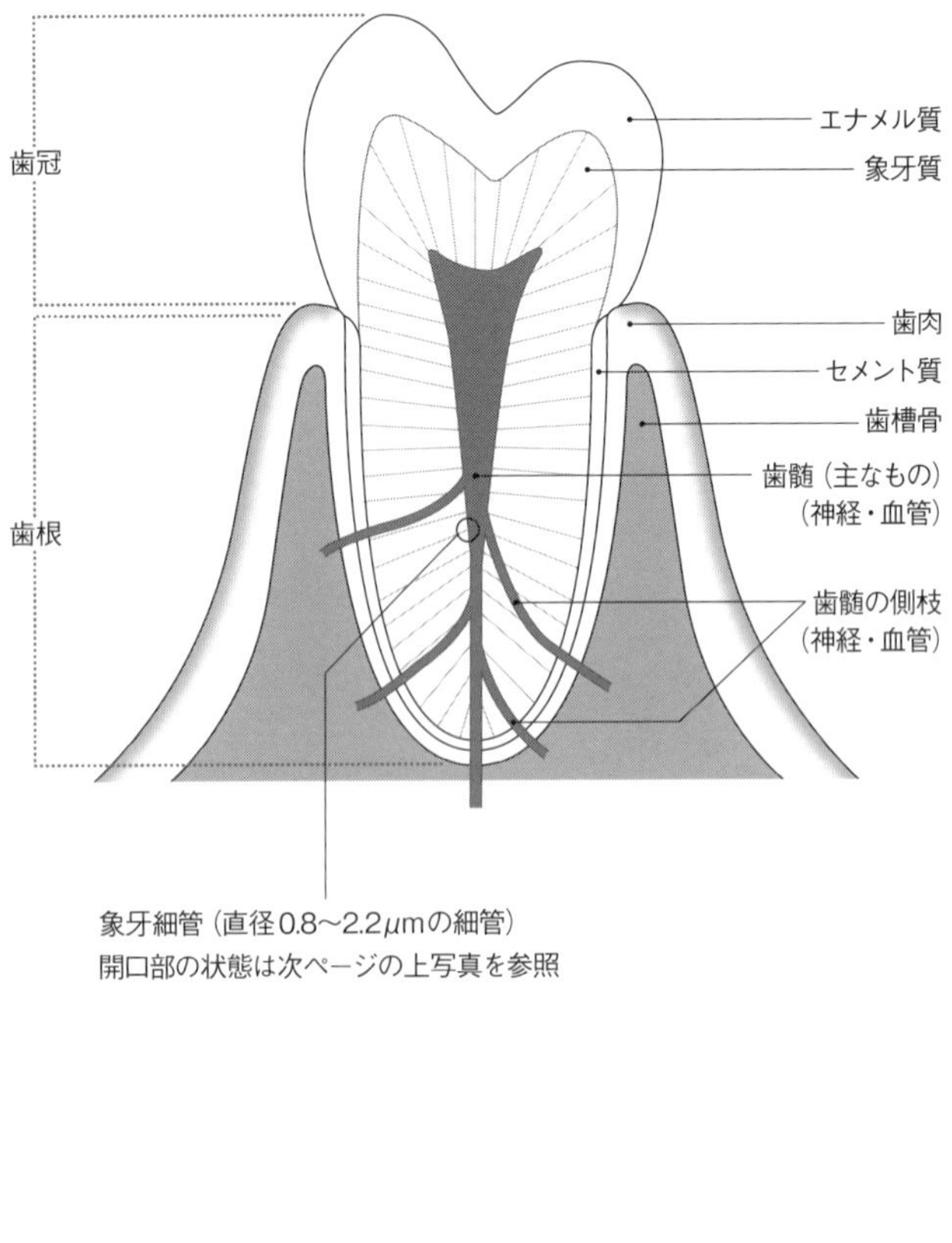
歯冠
歯根
エナメル質
象牙質
歯肉
セメント質
歯槽骨
歯髄（主なもの）
（神経・血管）
歯髄の側枝
（神経・血管）
象牙細管（直径0.8〜2.2μmの細管）
開口部の状態は次ページの上写真を参照

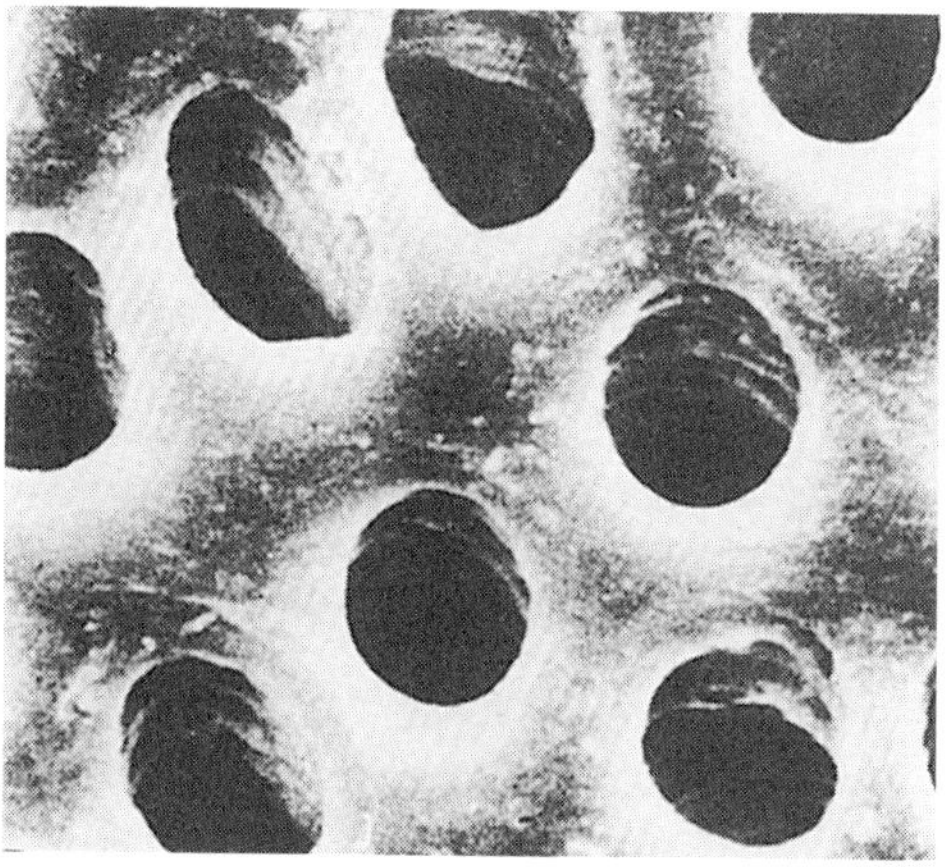

健全な象牙細管

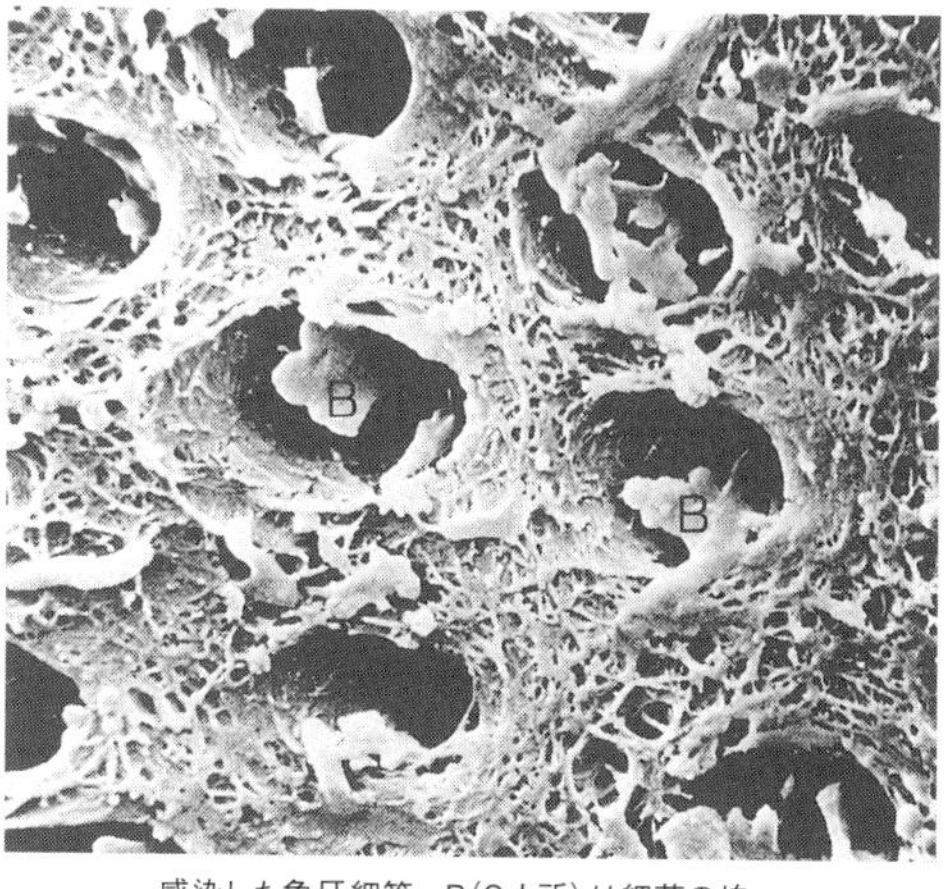

感染した象牙細管。B(2カ所)は細菌の塊

2点とも『虫歯から始まる全身の病気』(恒志会発行)より転載

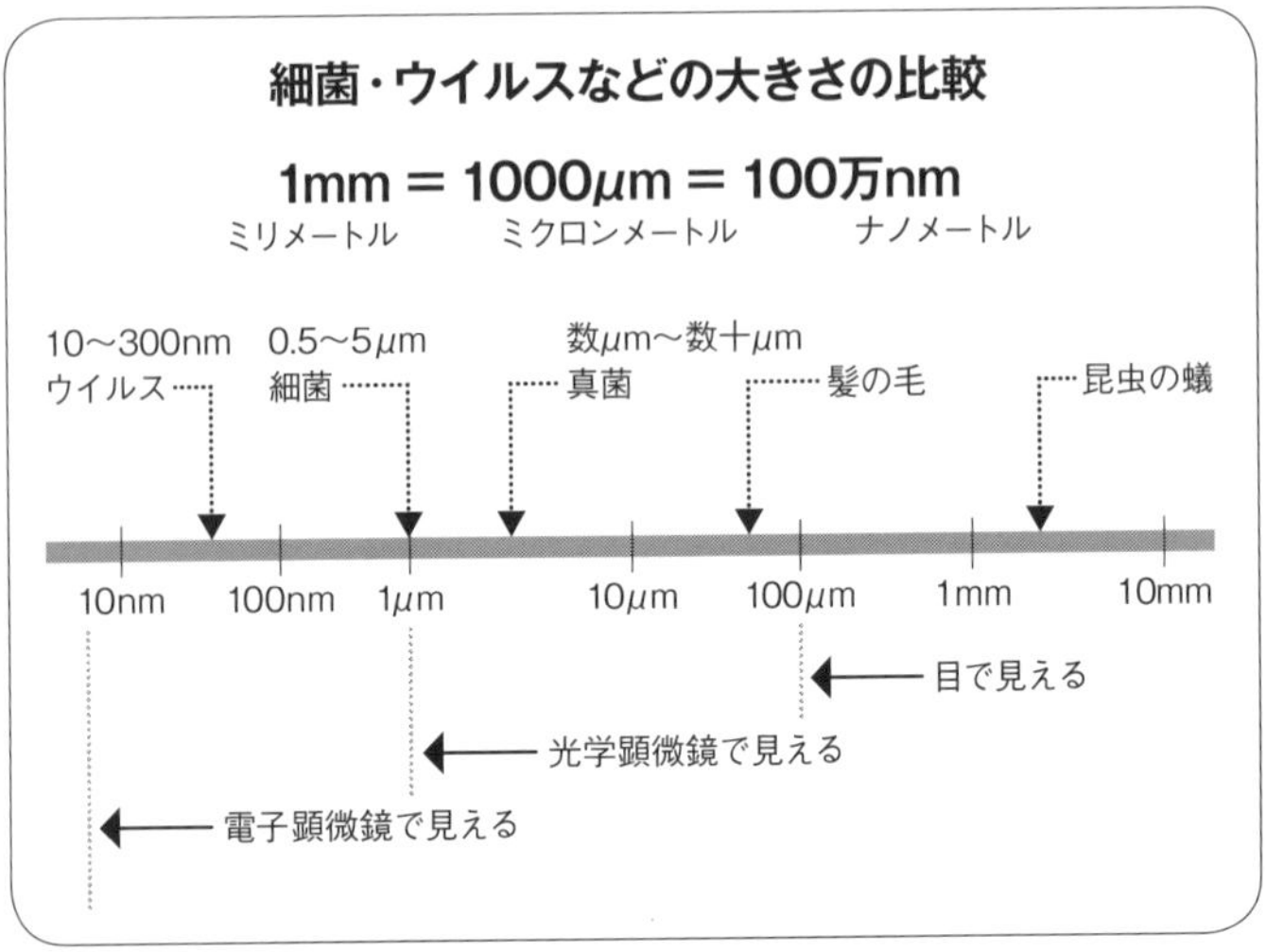

図参照）。

神経を抜いている歯の象牙細管の中は酸素もない、栄養もない、まさに何もない非常に厳しい環境です。そのような中で生き残っている細菌は、もともとは口腔内のおとなしい常在菌ですが、突然変異を起こして強毒性となっている、いわば〝スーパー細菌〟です。

この細菌が産出する細菌毒素は非常に強い毒性を持ち、全身の様々な病気をつくり出す原因となります。

唾液の中には５００種類以上の細菌が存在しているので、口腔内はいわば細菌の巣窟です。

抜髄処置（歯の神経を抜くこと）、あるいは再根管処置（歯根の中の再治療）をして、象牙細管内の細菌をゼロの状態にして補綴処理（歯を金属などでかぶせること）までを行うのは、ほぼ不可能であるようにも思えます。見方を変えれば、歯原病とは歯内療法（歯根の中の治療）の副作用であるとも考えられます。我々歯科医への戒めとして、抜髄処置は安易にしてはならないのです。

といっても、神経を抜いている歯を10本以上持っていても歯原病の発症がなく、健康に生きている人もたくさんおられます。一方、1本の歯の神経を抜いただけで、歯原病を発症する方もおられます。歯原病を発症するかどうかは、結局のところ、体質と免疫力との力関係で決まると思われます。

歯原病の治療は医科と歯科を融合する医療であり、潜在的な患者様は非常に多いと思われます。自己免疫疾患に代表される難病が治っていけば、患者様本人のＱＯＬの改善は大きく、ひいては日本の医療費の減少にも貢献できると思われます。

歯原病の症状

歯原病の症状としては、様々なものがあります。

自己免疫疾患や膠原病と言われる関節リウマチ、全身性エリテマトーデス、強皮症、皮膚筋炎、血管炎、シェーグレン症候群、ベーチェット病、甲状腺機能亢進症、副甲状腺機能亢進症、変形性関節炎（ヘバーデン結節……）などがあります。

他の症状としては不整脈、心臓弁膜症、心内膜炎、大動脈炎、静脈炎、狭心症などの循環器系疾患、股関節大腿骨頭壊死、肺炎、肺線維症、気管支炎、気管支喘息、パーキンソン病、肝嚢《のう》胞、腎嚢胞、胆嚢の疾患、眼・卵巣・精巣・膀胱の感染症、皮膚（湿疹、掌蹠膿疱症、乾癬……）などが挙げられます。

歯原病の歴史

古代ギリシャにおいて、ヒポクラテス（B．C．460年頃〜375年頃）は「口腔疾患は関節リウマチと関連性がある」と提唱しました。ヒポクラテスは「ヒポクラテスの誓い」で有名であり、「医聖」と言われています。

1912年、アメリカのシカゴ大学主任教授であり、医学部長であるフランク・ビリング博士が、「病巣感染の90％以上は歯と扁桃からきている」ことを発表しました。

１９２３年、アメリカのウェストン・Ａ・プライス博士（１８７０〜１９４８）が、『DENTAL INFECTIONS』を出版します。

同書は上下2巻、１１７４頁にもおよぶ大著です。この本で、プライス博士は「歯性病巣感染」を発表します。

プライス博士は、１９００年代初頭に、現代の方法と比較しても決して遜色のないほどの高いレベルで、感染根管（感染した歯根）を治療していました。

しかし、ひと粒種の令息を虫歯からの心臓病で失い、博士は虫歯からの感染症について研究を開始します。約25年間の綿密な研究ののち、同書を出版したのです。

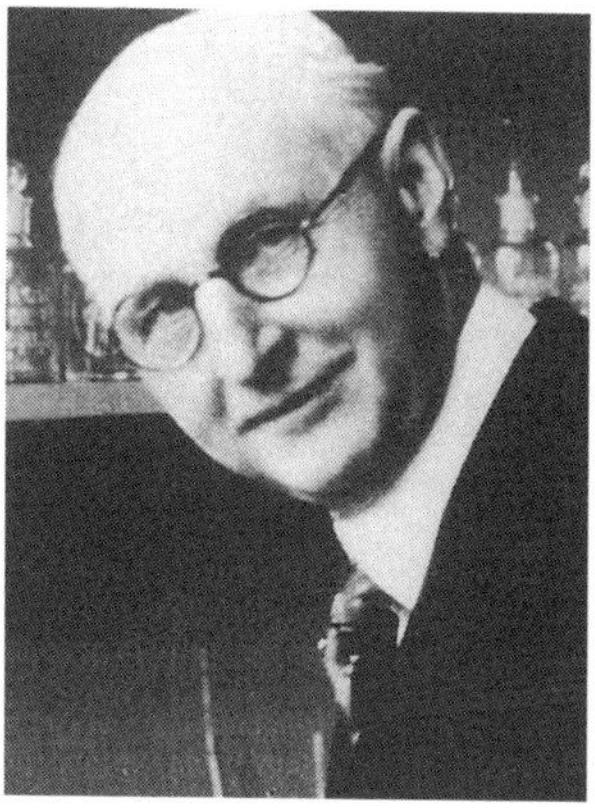

ウェストン・A・プライス
（『虫歯から始まる全身の病気』（恒志会発行）より転載）

この研究は、アメリカ歯科医師会とその研究所の援助のもと、60名近くのアメリカの一流の医師、歯科医師、科学者と共同で取り組まれたものです。

当時、プライス博士は「世界で最も偉大な歯科医」と呼ばれていました。しかし、内容が衝撃的すぎたためか、病巣感染を認めない少数派の独断的な医師により、70年間包み隠されてきました。

歯原病を発症するかどうかは結局、免疫力の強弱にかかっているのではないか。食習慣は、その免疫力と非常に大きく関係している――。こう考えたプライス博士は、１９３０年代から、新たな研究に着手します。世界14ヵ国で、同じ民族で伝統的な自給食の生活をしている人々と、白人の近代食生活へ移行した人々の口腔内の状態、顎顔面の形態や身体変化について生態的調査を行ったのです。

１９３９年、プライス博士はその調査結果を『Nutrition and Physical Degeneration』として出版します。

同書で、プライス博士は精白小麦、白砂糖、植物油、缶詰などの近代食品の害について言及しました。この本は１９７８年、『食生活と身体の退化』（片山恒夫訳／恒志会）という邦題で日本語訳が出版されています。

１９５１年、アメリカの歯科学会は、『米国歯科学会誌』（６月号）に51ページにわたり、「虫歯とその他の病気にはなんら関連性はない」と病巣感染を否定しました。しかし現在、この考え方は否定されています。

１９９３年、アメリカのジョージ・E・マイニー博士（１９１５～２００８）が、『ROOT

CANAL COVER - UP』を出版します。

マイニー博士が診療を始めた頃、根管治療の教育は数校の歯科大学でしか行われていませんでした。そのため、根管治療を行う歯科医はほとんどいませんでした。

しかし、マイニー博士は当時から根管治療を行い、歯科医師会の研究会で講演も行っていました。こうした活動により、米国歯内療法学会（AAE、1943年設立）の設立会員の一人となっています。

マイニー博士は、友人の紹介からプライス博士の『DENTAL INFECTIONS』を知り、その内容に衝撃を受け、自身でもリサーチを行いました。そこで、根管治療の危険性にかかわるもろもろの事実が隠蔽されてきたことに対し、「この事実を世間一般に知ってもらうことによって、何百万人もの慢性病の患者さんを救えるかもしれない」という想いで、『ROOT CANAL COVER - UP』を自費出版したのです。

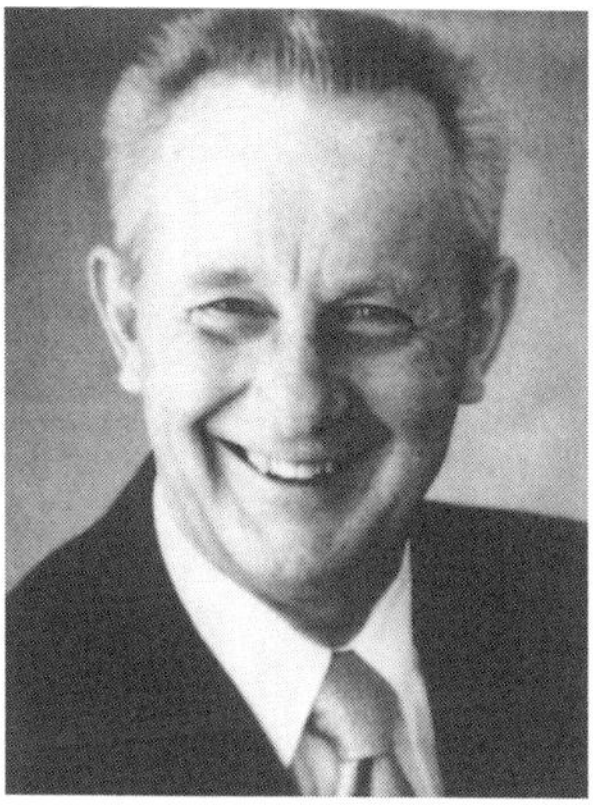

ジョージ・E・マイニー
（『虫歯から始まる全身の病気』（恒志会発行）より転載）

この本を書いたことにより、マイニー博士は、専門家として属していた学会組織とも、高名な専門医として長年交流してきた同僚とも、決別せざるを得ませんでした。それだけの覚悟をしてこの本を発行したのです。人類のために、あえて捨て石になったのです。

この本は、プライス博士の『DENTAL INFECTIONS』の抄録本（要約された本）で、一般の人にも理解されやすいように表現されています。現在10刷まで発行され、少しずつですが一般に広まってきています。

2008年、『ROOT CANAL COVER - UP』の日本語訳である『虫歯から始まる全身の病気』（片山恒夫監修／恒志会訳）が刊行されました。この結果、日本においても、歯原病（歯性病巣感染）の考え方は少しずつですが一般の人々に認知されてきています。

歯原病の鑑別診断

今まで説明してきた歯原病と同じような症状を起こす他の原因を次に示します。歯原病の治療を行うときは、これらの疾患との鑑別診断をしなければなりません。

①歯周病（歯槽膿漏）

歯周病（歯槽膿漏）は、歯を支えている骨（歯槽骨）が破壊される病気として一般によく知られています。動脈硬化を誘発して脳梗塞、心筋梗塞を起こしやすくします。糖尿病を悪化させます。妊婦では、低体重児出産を起こしやすくします。

以上のことは広く知られていることですが、最近ではリウマチや様々な全身の病気も引き起こすのではないかと言われてきています。今後、さらに研究が進んで行くと思われます。

②口蓋扁桃の炎症

扁桃病巣感染症と呼ばれ、次のような症状です。

- 皮膚疾患……掌蹠膿疱症、結節性紅斑、多形滲出性紅斑、特発性紫斑病など
- 骨関節疾患……関節リウマチ、胸肋鎖骨過形成症など
- 腎疾患……IgA腎症、急性腎炎、慢性腎炎、ネフローゼなど
- 慢性微熱、その他

③慢性上咽頭炎

上咽頭は口蓋垂（のどちんこ）の裏にあり、ここの慢性炎症も病巣感染を起こします。後鼻漏（のどの奥に鼻汁が流れ落ちる）があれば、慢性炎症があるといえます。そうでな

いときは診断が難しくなりますが、0・5％の塩化亜鉛液を塗布すると、痛みと綿棒にべっとりと血液が付着することで診断できます。健全になれば痛み、出血はなくなります。

④慢性副鼻腔炎

副鼻腔には上顎洞、篩骨洞、前頭洞、蝶形骨洞の4つがあります。これらの慢性炎症のことです。

以上の①、②、③、④とも、口呼吸から誘発される場合が多いのではないかと考えられます。鼻呼吸を常態化させるためにも、今井一彰先生の提唱する「あいうべ体操」は大きな予防効果をもたらすと考えられます。

⑤歯の治療のアマルガム充填物

アマルガム充填物とは水銀に銅、スズ、銀、亜鉛を混ぜたもので、練和して歯に詰める材料です。24時間で完全に硬化します。

1826年、フランスのパリで歯科医トラヴォーが初めて患者に使用しました。190年近い歴史があります。

水銀は身体には毒ですが、硬化したアマルガムに毒はないと、長い間言われてきました。しかし、アマルガム充填物の害は、当初からいろいろと問題提起されてきており、現在ではこのことは広く周知されていて、日本ではほとんど使われなくなっています。

しかし、中高年の人の口の中には、結構たくさん入っています。このアマルガム充填物は、歯原病と同じような全身の様々な病気をつくります。

このようなことからアマルガム充填物は患者と術者がなるべく吸引しないように注意を払いながら撤去して、金属やレジン（歯科治療に用いるプラスチックのようなもの）に置き換えるべきです。

第2章

3Mix-MP法について

３Ｍｉｘ－ＭＰ法誕生の歴史

１９８７年、新潟大学の星野悦郎教授が虫歯の病原菌の正体を突き止め、３種併用薬剤を用いることで完全に殺菌できることを発表しました。その後、１９９８年、開業歯科医の宅重豊彦先生がこの薬剤の臨床応用法を開発し、「３Ｍｉｘ－ＭＰ法」として発表しました。

３Ｍｉｘ－ＭＰ法の効能は「内科的歯科治療」という概念で表現され、次の三つに分類されます。

- 虫歯治療（Save Pulp）
- 感染した歯髄の治療と感染根管の治療（NIET）
- 歯周病の治療（SPP）

用いられる薬剤

「3Mix」とは、次の3種類の抗生剤を混ぜたものです。

● アスゾール（抗トリコモナス剤）
● ミノマイシン（テトラサイクリン系）
● シプロキサン（ニューキノロン系）

「MP」とは、次の二つの薬剤の頭文字です。

● M……マクロゴール（軟膏基材）のM
● P……プロピレングリコール（象牙質の中へ3Mixを浸透させる性質を持つ薬剤）のP

マクロゴールとプロピレングリコールを混ぜたペースト状の基材に、3種類の抗生剤を混ぜたものを練りこんで使用します。

画期的な二つの主な効能

ここでは、歯原病の治療と関係する二つの効能に限定して説明します。

①虫歯が自然治癒する

処置前

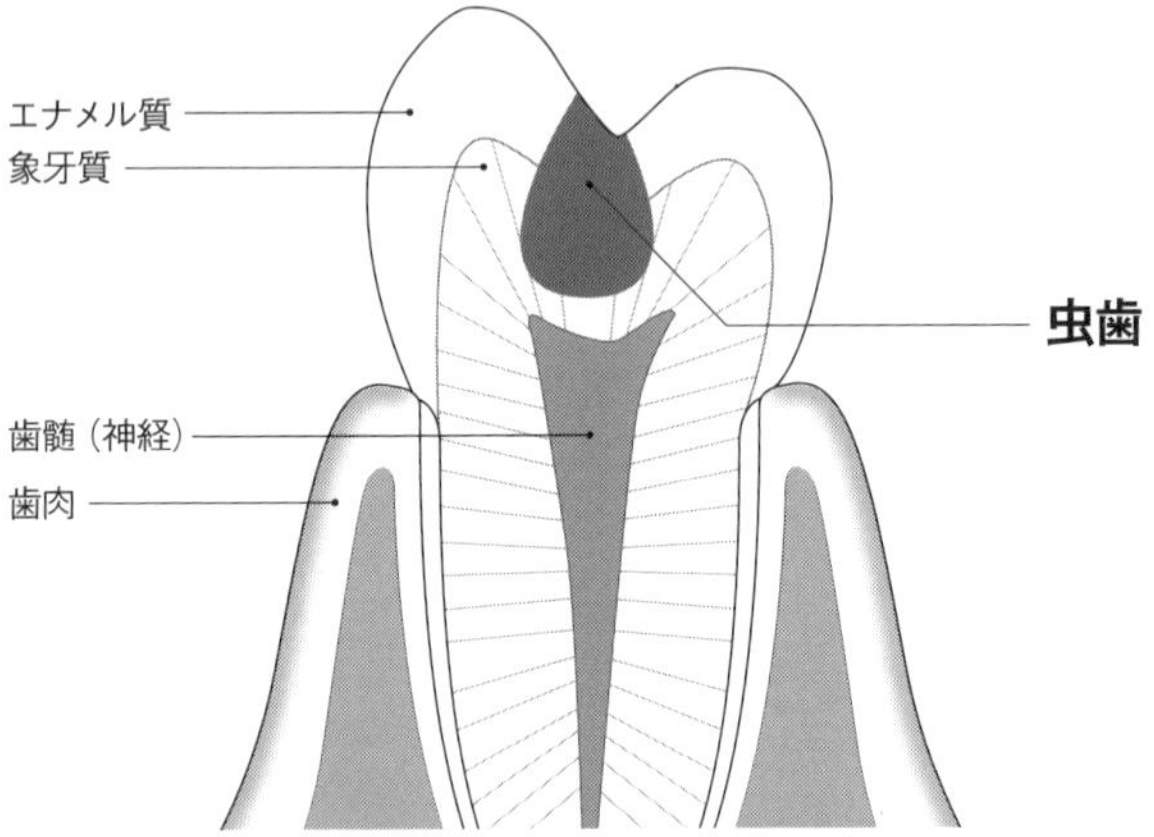

虫歯の一部を削った処置

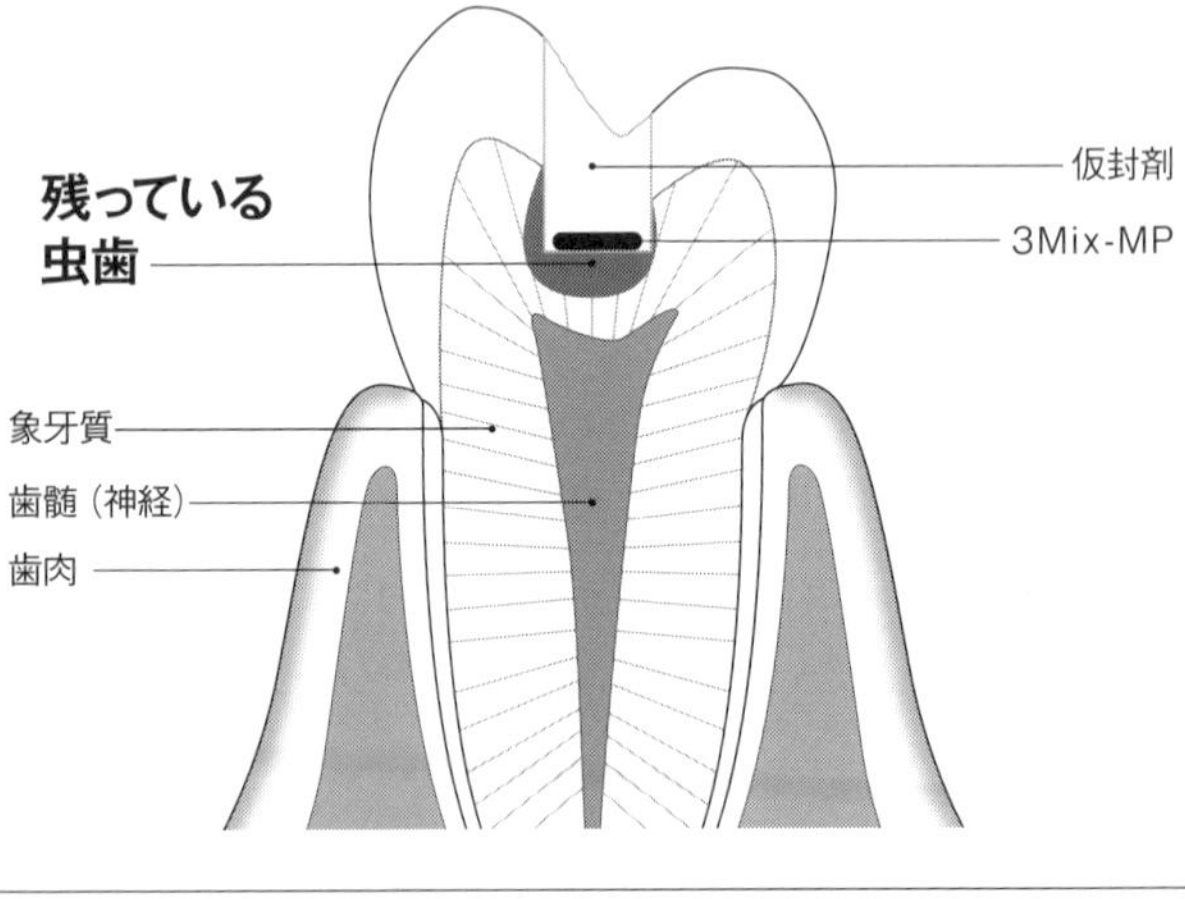

虫歯の部分は完全に除去する——。

これが、一般的な虫歯治療の基本です。取り残しがあれば、再び虫歯が発生する（2次カリエス）からです。ところが、虫歯の部分を完全に除去することにより、歯の神経を抜くようになることが多いのも現実です。

ところが、3Mix-MP法の処置では、麻酔をせず、虫歯の一部分を少し削って、そこに薬剤を入れて仮封します。これで、基本的に治療は終了なのです。取り残した虫歯（感染象牙質）の中の細菌は24時間で死滅し、虫歯の進行はストップします。

治療後、虫歯によって簡単に削れるほど柔らかく変色していた感染象牙質に、歯髄からカルシウムが自然に配達されてきて沈着し、6ヵ月から1年かけて硬い象牙質に変わります。

しかも、この象牙質は、普通の健全な象牙質よりも硬いものとなります。つまり、3Mix-MP法の処置により、虫歯の自然治癒ができるのです。その結果、歯の神経を抜く処置が激減するのです。

これは、歯の治療の革命とも言えるものです。実際に当院では、2006年以来この方法を採用し、歯の神経を抜く処置（抜髄処置）はほとんどなくなりました。

たとえば、前夜虫歯で歯が痛んで寝られず、朝一番に急患として来院した患者様には、通常なら、歯の神経を抜かなければ痛みを取ることはできません。しかし、この方法なら、麻酔をせずに3Mix-MPの薬を置き、フタをして終わりです。痛みは2時間前後で消え、あとは6ヵ月から1年かけて自然治癒するのです。つまり、神経を抜かずに治療ができるのです。

②象牙細管の中の細菌が死滅する

歯のほとんどを占めている象牙質は、歯の骨格です。前にもお話ししましたが、この象牙質は、直径0・8～2・2㎛の象牙細管という非常に細い管の集合体です。単根歯（歯の根っこが一つ）の場合、これをすべてつなぎ合わせると4・8㎞もの長さとなります。

虫歯によって歯の神経を抜く治療や、すでに神経を抜いた歯の根尖（歯の根っこの先）に病巣ができ、再び治療をやり直す場合（再根管治療）があります。根管治療では、一般的には数種類の薬剤が使われています。しかし、象牙細管の中の細菌は、どのような薬を何回、あるいは何十回使っても死滅しません。その理由は、無数に枝分かれした奥深い象牙細管の中にまで浸透する薬剤がなかったからです。

次ページの図は、象牙細管の長さと細菌の大きさの関係を、チューブを例にして説明し

象牙細管の長さと細菌の大きさの対比

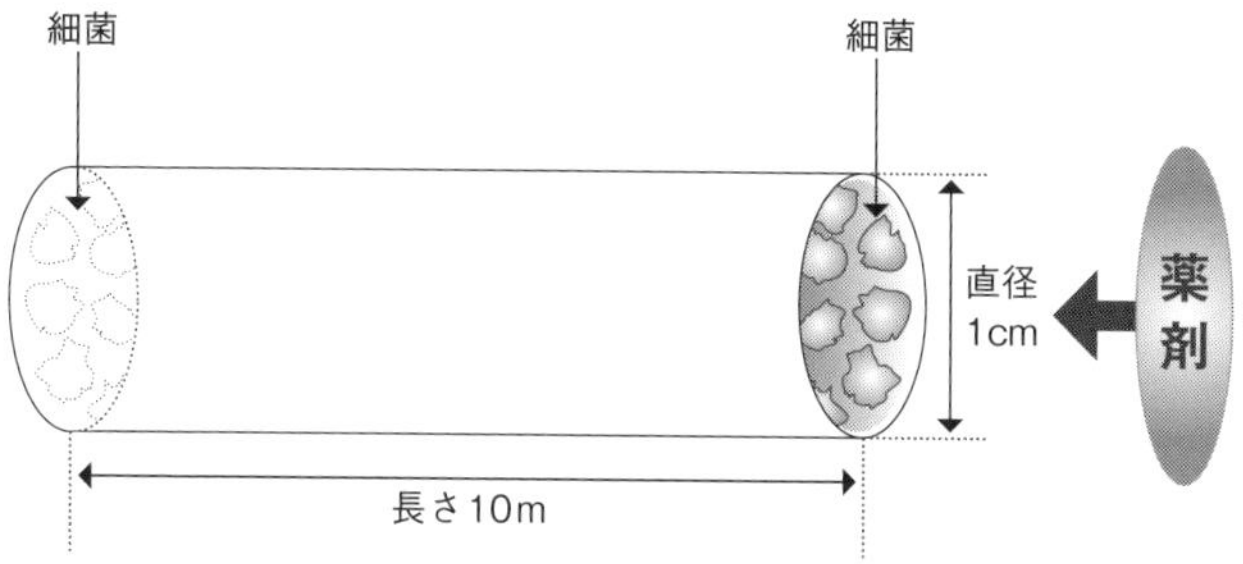

たものです。この図から、薬剤は入口の細菌には届きますが、10m先の出口付近の細菌までは到達しないことが想像できます。

ところが、3Mix-MP法では、薬剤を厳密に処置することで、プロピレングリコールの作用により、薬剤が24時間ですべての象牙細管のすみずみにまで浸透していきます。その結果、象牙細管の中の細菌を死滅させることができるのです。しかし、これはin vitro（試験管内）でのことです。

in vivo（生体内）で、象牙細管の中の細菌を死滅させることができるとは安易には言えません。唾液中には、500種類以上の細菌が存在しており、3Mix-MPを置いて象牙細管の中の細菌を死滅させ、そのあと再感染を起こさないように補綴処置をしていくことは至難の技です。

このようにして厳密な処置をほどこされた歯は、根尖に病巣をつくりませんし、歯原病の原因歯とはなりません。むしろ、歯原病を治していくことができるのです。

歯原病の治療方法

今まで、歯原病の治療は失活歯を抜歯するしかありませんでした。しかし、抜歯をせずに歯原病を治療する方法は3Mix-MP法以外にも何かあるかもしれませんが、私はこの方法を用いて5年近く実践してきて確かな手応えを感じています。

次に、その手順を説明します。

①パノラマのレントゲンフィルム上で失活歯の確認を行う

基本的には、すべての失活歯には象牙細管の中に細菌が存在すると考えます。しかし、3Mix-MP法を用いてきわめて厳密に根管治療した歯には、細菌は存在しないと考えることができるかもしれません。

②１本ずつ、３Ｍｉｘ‐ＭＰ法を用いて失活歯の再根管治療を行う

３Ｍｉｘ‐ＭＰを置いて再根管治療を行い、特別なセメント（充填用グラスアイオノマーセメント）でフタをします（仮封）。この時、唾液中の細菌によって感染がないように最大限の注意を払います。

３Ｍｉｘ‐ＭＰ法を用いて、象牙細管の中の細菌が存在しなくなったことの確認方法は、現在のところありません。なぜなら、象牙細管の根管開口部の細菌は、細菌培養でチェックできますが、無数に枝分かれした象牙細管の、奥深いところにいる細菌は、採取できないからです。

したがって、象牙細管の中の細菌の有無は、仮封の状態、根管の中の状態（色、匂い）、歯への打診（水平・垂直）、咬合痛の有無などのほか、歯の症状や全身の症状など、考えられることすべてを五感を駆使して判断することになります。

つまり、象牙細管の中の細菌は死滅したであろうとの仮定のもとで、次に進めることになるのです。

③築造、暫間被覆冠、最終補綴物のセットをして終了する

専門的な用語ですので、分かりやすく説明したいと思います。

●築造……「歯にかぶせる最終的な歯」を入れるための土台をつくること。
●暫間被覆冠《ザンカンヒフクカン》……「仮にかぶせる歯」のことで、レジンというプラスチックのようなものでできていて、仮歯といいます。仮歯をセットしたことで、一応ここまでの治療が済んだことになります。
●最終補綴物《ホテツブツ》……「歯にかぶせる最終的な歯」のことで、金属、セラミック、セラミックとレジンとの混合物などでできている。

これらの治療を行うときも、何回も言いますが、唾液の中の細菌による再感染に最大限の注意を払うことは極めて重要です。

第3章

症例集1

すべての失活歯を治療した場合

本章で紹介する症例について

歯原病の治療では、失活歯（神経を抜いた歯、あるいは神経が死んだ歯）のすべてを３Ｍｉｘ－ＭＰ法で治療する――。

これが、治療の基本です。本章では、そうした治療で歯原病が改善、あるいは完治と思われる症例を紹介します。

症例中には、治療した歯が登場します。右上は「右上アゴ」、左上は「左上アゴ」、右下は「右下アゴ」、左下は「左下アゴ」のことです。

歯科の医療では、歯に番号をつけて表示します。

１番……中切歯、２番……側切歯、３番……犬歯、４番……第１小臼歯、５番……第２小臼歯、６番……第１大臼歯、７番……第２大臼歯、８番……第３大臼歯（いわゆる親知らず）。このように、私たちの歯には、１本ずつこうした名前と番号がついています。

普通、私たちの永久歯は28本とされています。

右上アゴ、左上アゴ、右下アゴ、左下アゴにそれぞれ７本（１～７番）ずつで、８番（親

歯を噛み合せの方向から見た図

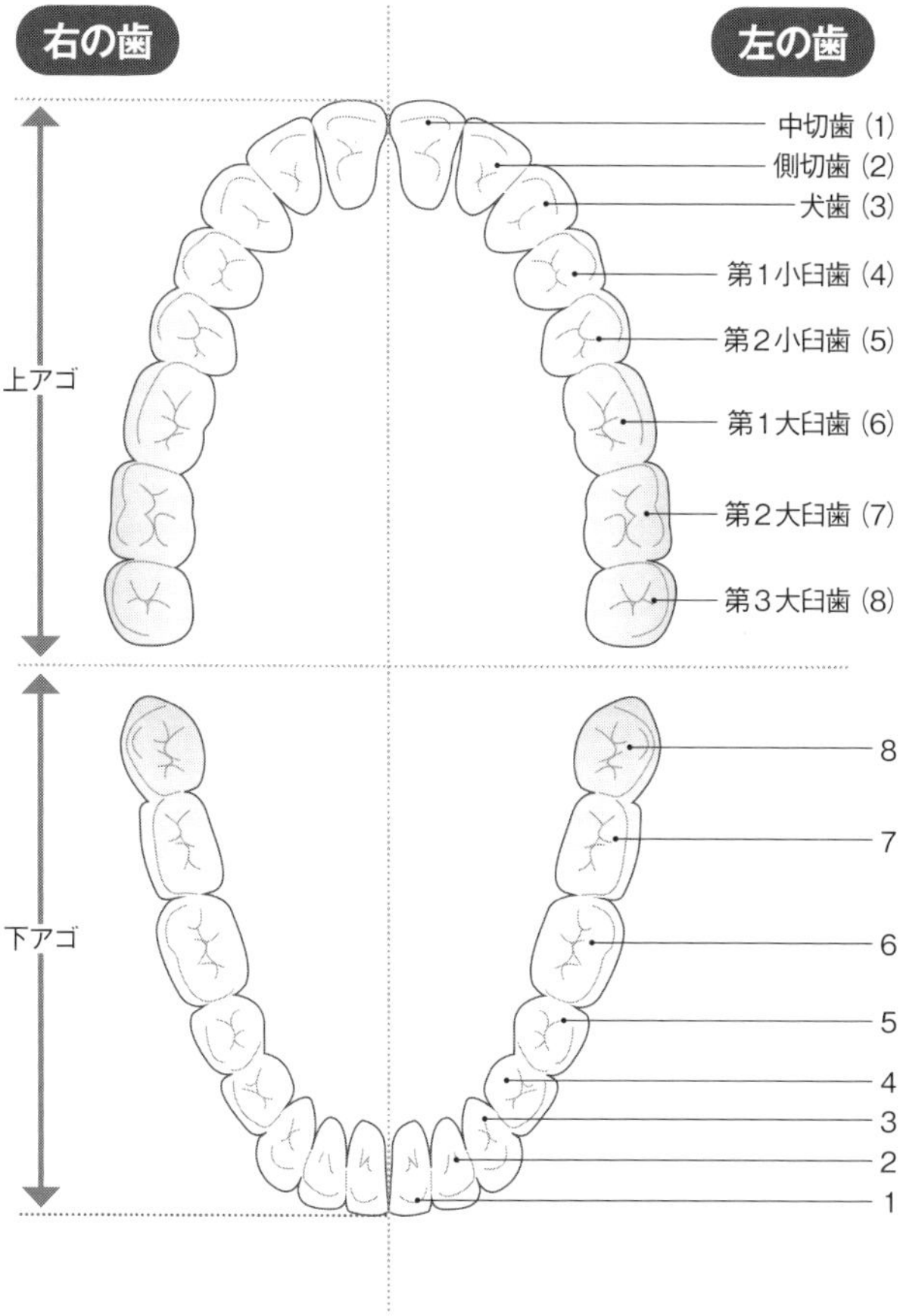

各検査項目の正常値と検査内容

検査名	正常値	検査内容
CRP	0.3以下	炎症や組織破壊を表わす
MMP－3	17.3～59.7	関節の破壊を表わす
RAHA	40以下	リウマチの場合、陽性を表わす
RF	16未満	リウマチの場合、陽性を表わす
リウマチインシ／Q	15以下	リウマチの場合、陽性を表わす
KL－6	500未満	間質性肺炎、肺線維症を表わす
血清アミロイドA蛋白	8.0以下	全身性エリテマトーデス(SLE)のマーカー
CK	男性57～197 女性32～180	筋肉、脳の損傷を表わす
抗CCP抗体	5.0未満	リウマチの9割にみられ、他の関節の病気では見られない。早期診断に有用とされ、陽性者は軟骨、骨破壊の進行が早い
Ca	8.7～10.3	血中カルシウム濃度を表わす
PTH〈インタクト〉	10～65	副甲状腺ホルモンの量を表わす

知らず）は数に入れていません。

「なるべく歯を削らない、なるべく歯を抜かない、なるべく歯の神経を抜かない」が私のポリシーですが、例外で8番は抜きます。白人や黒人に比べると、黄色人種はアゴが小さいからです。白人や黒人はアゴが大きく、8番は問題になることがあまりありません。

日本人で8番が問題なく生える人は、きわめて大柄な人です。一般的に、咬み合わせのことを考えると、8番はないほうが良いと考えます。そのため、患者様の了解を得て、8番は抜歯します。

上に症例で掲載した血液検査の正常値と検査内容の表を挙げておきます。

治療結果を主観的ですが、「完治」「ほぼ完治」「かなり改善」「改善」「変化なし」「悪化」の６段階で評価しました。それぞれの言葉の意味は、次のようにしています。

●完治……症状なし。薬も服用していない

●ほぼ完治……症状なし。薬は服用している

●かなり改善……症状の大きな改善あり。薬は服用している

●改善……症状の少しの改善。薬は服用している

●変化なし……治療前と症状の変化なし

●悪化……治療前より悪くなっている

では、症例の紹介に入りましょう。

リウマチ

症例1 「右手の手首は一生固定」と言われたリウマチの症状がかなり改善

患者様……女性（57歳）
初診……2011年7月5日
病名……リウマチ
症状……右の手首が固まり、まったく動かない。整形外科では、「右手の手首は一生固定されたまま」と言われている。左の足首が痛み、ひきずって歩く（跛行）。ロキソニン（鎮痛剤）が効かなくなってきた
投薬……プレドニン（ステロイド剤）10mg／日、ロキソニン180mg／日
病歴……33歳のときにリウマチを発症、症状は今年の10月頃が最悪
失活歯……右上（2番、7番）、左上（1番、2番、7番）、右下（5番）、左下（5番、6番）
左上（2番）の治療（3Mix－MPを2回置いて補綴処置を行った）が終わった（9月）あと、リウマチ症状がひどくなり、10月頃か

ら歯原病としての治療を始める。左上（1番、2番）は、過去に当院で3Mix‐MP法を用いて治療していたので今回、治療はしない

治療計画……右下（5番）は歯根が破折（ヒビ割れ）していたため、抜歯。右上（2番、7番）、左上（7番）、左下（5番、6番）に、3Mix‐MP法を用いて再根管治療を行う

治療経過

2011年

12月27日　左下（6番）の治療開始

2012年

1月10日　右下（5番）は、根破折（ヒビ割れ）のため抜歯

1月18日　左下（6番）に3Mix‐MPを3回置き、仮歯をセット

2月6日　左下（5番）に3Mix‐MPを3回置き、仮歯をセット

2月17日　右上（2番）に3Mix‐MPを3回置き、仮歯をセット。「この日の朝、今まで持てなかったマグカップが持てた」と報告がある

2月24日　右手の手首が少し動くようになってくる。右手では字は書けない。パソコンは打ちにくく、マウスもうまく操作できない。左の足首が痛いのは変化なし。ロキソニンは効かない

3月7日　左上（7番）に3Mix‐MPを3回置き、仮歯をセット

3月29日　右上（7番）に3Mix‐MP

を3回置き、仮歯をセット。右手の手首の可動域（動く範囲）が広がってきた。

4月5日　4月に入り、起床時の微熱が出なくなる

4月18日　熱が出なくなり、身体が楽になってくる。体調は良いときと悪いときがある

5月11日　いつもはタクシーでの来院だが、今日はバスを乗り継いで来院。歩行に関し、以前は痛みを我慢して歩くと翌日は左の足首が腫れていたが、今は無理をして歩いても腫れなくなる

5月23日　最終的な歯のセットが終了

5月31日　右手で箸が持てるようになる

投薬はプレドニン5mg／日とロキソニン120mg／日

12月12日　左下（6番）に、遠心根（二つの歯根のうち、前歯から遠い歯根）のヒビ割れあり。障害者手帳4級をもらい、仕事を探し始めるとのこと

2013年

1月16日　右手の手首の可動域がさらに大きくなってきた。右手でものが持てるようになり、マグカップがしっかり持てる。硬いものは切れないが、包丁もうまく扱えるようになる。足を少し引きずりながらだが、かなり歩けるようになる

1月22日　左下（6番）の遠心根のみ抜歯

2月26日　右手にしっかり力が入るように

なり、階段は手すりを持って上がり下がりができるようになる

3月19日　左下（6番）の近心根（二つの歯根のうち、前歯に近い歯根）に最終的な歯をセット

3月27日「JR博多駅から中島歯科まで歩けるようになったことがうれしい」と報告があった。普通の人でゆっくり歩くと8分程度だが、12分くらいで来られるようになっている。4月1日からの就職が決まる。歩けるようになったことと、パソコンでマウスが使えるようになったことが、就職決定の要因となっている

6月8日　投薬はプレドニン5㎎／日とロキソニン60～120㎎／日。整形外科で「一生固定されたまま」と言われていた右手の手首も、60度ほど動くようになる。歩くスピードも速くなり、ほとんど普通の人と変わらない

10月26日　血液検査は正常値。プレドニンは5㎎／日を続けているが、ロキソニンはほとんど飲まなくなっている

著者のコメント

2011年10月頃からロキソニンが効かなくなり、絶望感を持っていました。しかし、治療を進めるにしたがって全身の状態が改善され、顔の表情も明るくなってきました。

血液検査のCRP（C反応性蛋白）は炎症を示すもの、リウマチの状態を示すRAHA

（リウマトイド因子）は、ＣＲＰとともに正常値まで改善されています。ＭＭＰ－３は途中から測定していませんん。薬の量もかなり減り、全身状態も大幅に改善されています。

歩行困難の状態だったのに、普通に歩いている姿を見ると深い感動を覚えます。「歯科医師になって良かった、３Ｍｉｘ－ＭＰ法を知っていて良かった」と、しみじみ実感します。

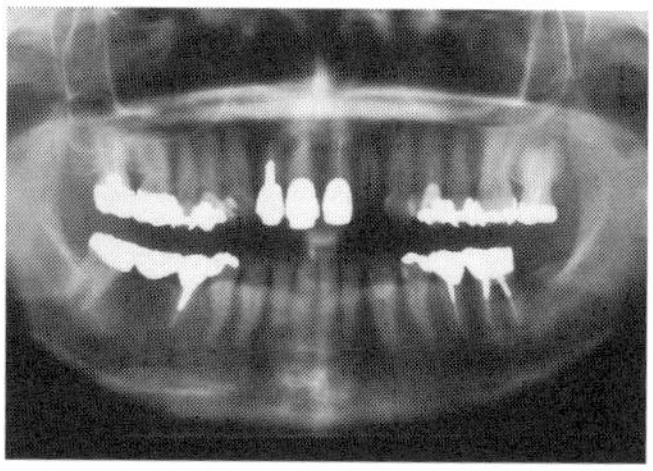

初診時のパノラマX線写真
左上2番脱落
(2011.7.5)

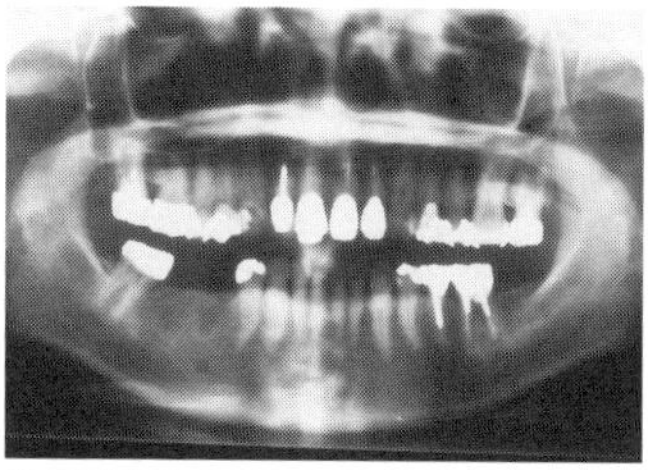

治療終了時のパノラマX線写真
(2012.5.31)

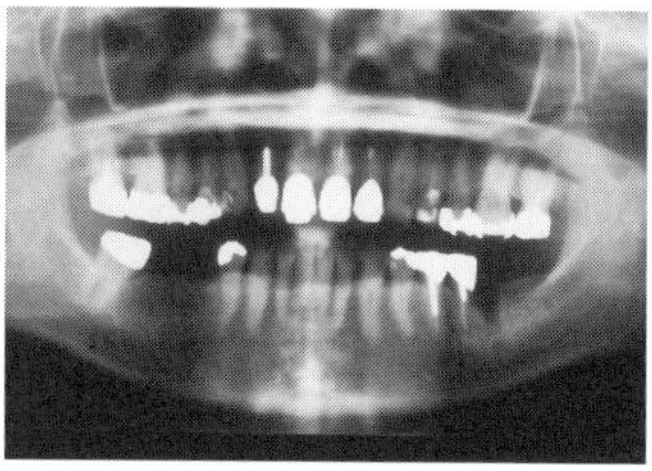

左下6番の近心根のみに補綴をしたパノラマX線写真
(2013.3.27)

血液検査のマーカー

	CRP (正常値0.3以下)	MMP−3 (正常値17.3~59.7)	RAHA (正常値40以下)
2011.9.17	3.1	196.4	—
12.8	8.1	—	—
2012.1.11	5.1	299.9	—
3.12	4.3	—	320
5.21	2.17	—	320
7.25	2.51	—	160
9.21	0.96	—	160
2013.2.8	0.96	—	80
6.1	1.34	—	80
10.26	0.20	—	40

*治療期間:2011.12.27〜2013.3.27

症例2

たった1本の歯髄壊死からリウマチに治療で化粧する余裕も

患者様……女性（33歳）
初診……2010年10月28日
病名……リウマチ
症状……両手に力が入らない。指の変形（尺側偏位）もある。歩きにくい（跛行）など
投薬……プレドニン（ステロイド薬）1mg／日のみ
病歴……中学3年の秋から歩きづらくなる。その冬に手の腱鞘炎と診断され、高校1年のときリウマチと診断される。20歳の頃、右上（1番）の根管治療を受ける。18歳以前に、右上（1番）の歯髄は壊死していたと思われる。20歳のとき、リウマチからの頸椎の固定術を受けている
失活歯……右上（1番）のみ。右上（1番）には根尖病巣が少しある
治療計画……右上（1番）に、3Mix－MP法を用いて再根管治療を行う

治療経過

2010年

10月28日　右上（1番）に、1回目の3Mix－MPを置く
11月5日　右上（1番）に、2回目の3Mix

-MPを置く。関節の腫れが引いてくる
11月24日　右上（1番）に仮歯をセット

2011年

1月14日　右上（1番）に最終的な歯をセット
1月25日　足のムズムズ病が治る。「これまで夜に足がムズムズして痛くて眠れなかったが、ぐっすり眠れるようになった」と報告がある。歩行もかなり良くなる。これまでお化粧しての来院はなかったが、この日はお化粧をして来院
3月18日「生まれて初めて東京へ旅行したが、しっかり歩けた」と報告がある

著者のコメント

たった1本の歯の右上（1番）が外力を受けて歯髄壊死となり、高校1年のときにリウマチと診断されています。

初診時の右上（1番）のデンタルX線写真では、歯科医学的にはまったく問題のない所見です。しかし、象牙細管の中には細菌が残っていると考え、3Mix-MPを2回置いて補綴処置をおこないました。結果としては、リウマチ症状のかなりの改善が見られました。

リウマチによって全身の関節が少しずつ破壊されていく恐怖が消えたことの安心感は大きく、お化粧をする精神的余裕が出てきました。初診時に比べ、顔の表情もぐんと明るくなりました。

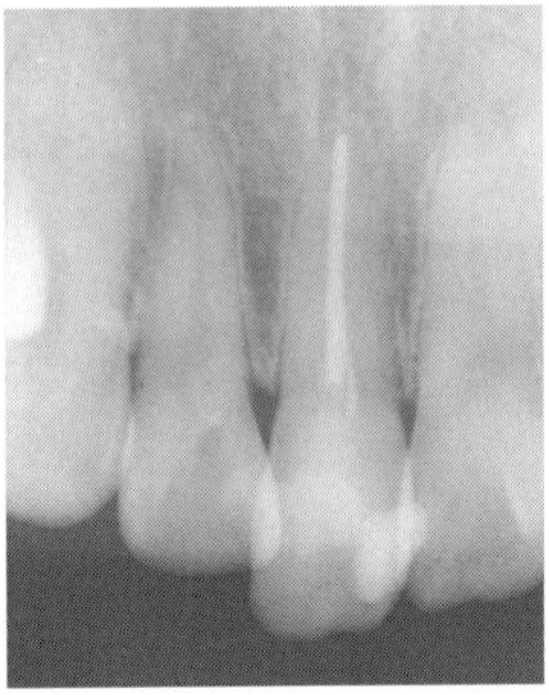

初診時のデンタルX線写真
（2010.10.28）

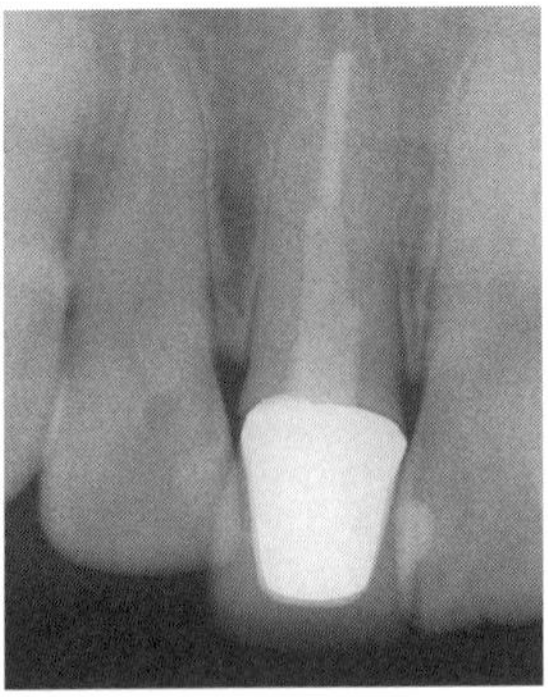

治療終了時のデンタルX線写真
根尖病巣の大きさの変化はない
（2011.1.14）

血液検査のマーカー

	RF（正常値16未満）	CRP（正常値0.3以下）
2010.5.25	24	0.34
11.1	16	0.05
2012.1.11	0	0.22

＊治療期間：2010.10.28～2011.1.25

症例3 死にたいほど辛かった全身の関節痛が、かなり改善

患者様……女性（58歳）
初診……2011年12月28日
病名……リウマチ
症状……左右の肩、肘、手首の痛み。左右の手指の第2関節の腫れと痛み。左の股関節、膝の痛み。右の股関節の痛み、膝の腫れと痛み。本人は「死にたい」と時折り漏らす
投薬……ツムラ五積散3包／日、ツムラ苓姜朮甘湯3包／日
病歴……2007年秋、起床時に右の股関節に痛みを覚える。その後、左肩の激しい痛み、左の肘、手首の痛みがあり、次に右の肩、肘、手首と痛みが広がる。
受診した近くの病院でリウマチと診断され、しばらくして総合病院へ紹介される。痛みがあるときに鎮痛剤をもらう程度で、2008年夏頃には血液検査の数値が良くなる。しかし、症状がひどくなってきたため、2011年9月に現在の病院に転院。漢方薬の投与と電気針の治療を受けるが、症状はあまり変化が見られない
失活歯……右上（7番）、左上（4番、5番、7番）、右下（4番）、左下（2番）
治療計画……右上（7番）、左上（7番）、右

下（4番）は抜歯。左上（4番、5番）、左下（2番）に、3Mix－MP法を用いて再根管治療を行う。左上（6番）、左下（5番）は、虫歯処置の大きさや力学的負荷を考え、3Mix－MP法を用いて抜髄

治療経過

2012年

1月18日　右上（7番）、左上（7番）を抜歯（ともに根破折＝ヒビ割れのため）

1月25日　右下（4番）を抜歯（根破折＝ヒビ割れのため）

2月24日　左上（4番、5番）に3Mix－MPを3回置き、仮歯をセット

3月7日　左下（2番）に3Mix－MPを3回置き、仮歯をセット

3月19日「左の股関節は痛くない。その他の両肩、両肘、両手首、両膝が痛む」と報告がある

4月4日　左下（5番）に3Mix－MPを4回置き、仮歯をセット

4月25日　左上（6番）に3Mix－MPを3回置き、仮歯をセット

5月9日　左下（4番）に仮歯をセット

5月16日　右下（3番）に仮歯をセット

5月27日　右上（3番）に仮歯をセット

6月20日　右上（4番、5番、6番、7番）、左上（7番）に仮義歯、右下（4番、5番、6番、7番）、左下（6番、7番）に仮義歯をセット

9月12日　「最近は体調が良く、足も良くなってきている。膝が曲がる夢を見た」と報告がある

10月3日　下アゴに最終的な歯と義歯をセット

12月19日　上アゴに最終的な歯と義歯をセット

2013年

1月16日　両股関節の痛みはない。両膝の腫れは少し残っており、痛みはあるが1／3程度になってかなり改善される。「歩きやすくなった、速く歩けるようになった、動作が速くなった」。両肩の痛みはだいぶ楽になり、1／10程度になる。両肘はまだ痛みがあるが2／3程度、両手首の痛みも2／3程度になる。両手の第2関節の痛みは1／2程度にまで軽減されるなどの報告がある

2月27日　治療終了。患者様から、「中島先生の治療を受けなかったら、自殺していたかもしれない」と言われる

6月19日　両足の痛みはほとんどない。「起床時、両手の手指が固まっているが、徐々に動き出す」と報告がある

8月7日　両手の手指が痛む。他はすべて良好で、階段の上がり下がりも問題ない

2014年

1月15日　調子は良い。寒い中でも歩けるし、痛みはない

3月8日　足は問題ない。膝をつくことは

できるが、正座はできない。歩くこと、小走りはできる。階段の上がり下がりも問題はない。両肩、両肘は痛くはないが、両手はグーができない

著者のコメント

血液検査ではＲＦ、ＣＲＰともに正常値にかなり近いところまで下がってきています。症状はひざまずくことはできますが、正座はできません。両手ともグーをすることができません。これ以外はすべて問題なく、かなり改善されたと思われます。薬は、本人の意思でなにも服用していません。

初診時のパノラマX線写真
(2011.12.28)

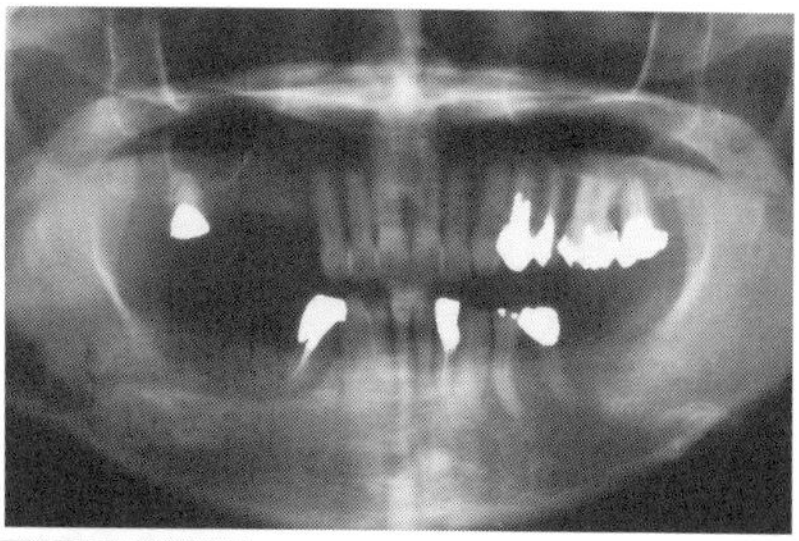

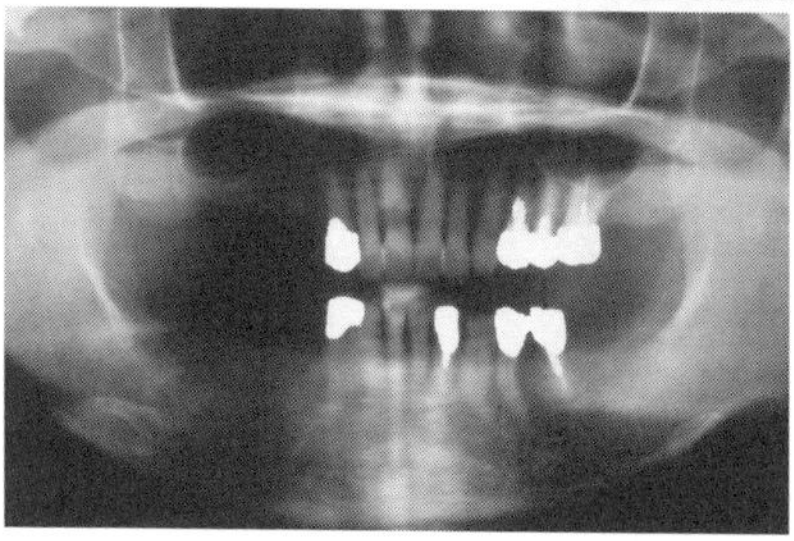

治療終了時のパノラマX線写真
(2013.2.20)

血液検査のマーカー

	RF (正常値16未満)	CRP (正常値0.3以下)
2011.10.4	183	1.58
2012.3.15	102	3.8
5.30	74	7.04
10.17	38	0.56
2013.1.30	39	2.75
6.12	35	0.37
9.18	39	1.15
2014.2.26	43	0.38

＊治療期間：2012.1.18～2013.2.27

症例4

リウマチにより歩くのがやっとだったが、ほとんど普通に歩けるまで改善

患者様……女性（36歳）

初診……2011年7月16日

病名……リウマチ

症状……両肩の痛み。両膝の腫れ。両足の足首から下の痛み。かなり歩きにくいなど

投薬……ロキソニン120mg／日、ムコスタ錠（胃潰瘍部分の粘膜を修復する薬）200mg／日、ステロイド薬は飲んでいない

病歴……3年前にリウマチの診断を受ける。2009年1月から2カ月に1回内科医院に通い、ひどい症状が、ある程度まで回復して、以後はずっと平行線状態

失活歯……右上（5番、6番）、左上（5番、6番）、右下（6番）、左下（7番）

治療計画……右上（5番、6番）、左上（5番、6番）、右下（6番）、左下（7番）に、3Mix‐MP法を用いて再根管治療を行う

治療経過

2011年

8月6日　右上（5番、6番）から治療を開始

9月3日　右上（5番、6番）に3Mix‐MPを2回置き、仮歯をセット

10月15日　左上（5番、6番）に3Mix-MPを3回置き、仮歯をセット。「初診時の関節の痛みが1／2程度に軽くなってきた」とのこと

11月26日　右下（6番）、左下（7番）に3Mix-MPを3回置き、仮歯をセット。ブーツを履くとき、足が痛くない。ひざまずくことができるようになったが、正座はできない。手足の可動域が少しずつ大きくなってくる。歩くことも楽になってきている

12月3日　左下（8番）を抜歯

12月17日　右上（5番、6番）、右下（6番）に最終的な歯をセット。左右の膝の腫れはない。歩くのがだいぶ早くなる

2012年

1月14日　左上（5番、6番）、左下（7番）に最終的な歯をセット。昨年末に風邪を引いて体調が悪くなり、関節の痛みが出てきた

1月28日　右上（7番）の治療。この歯は神経が生きている歯（生活歯）のため、神経を残して補綴物をセット。左上（8番）を抜歯

2月4日　体調は、昨年末に風邪を引く前の状態にまで戻る。痛みは、初診時の1／2程度にまで改善。ひざまずけるが、まだ正座はできない。関節の可動域が広がってきている。わりと長時間立てるようになる。「足指の裏の痛みがなくなっ

て楽になった」と報告がある

2月18日　治療終了

著者のコメント

かなり歩きにくく、ようやく歩ける状態でしたが、ほとんど普通に歩けるところまで改善されました。左右の膝の腫れもなくなっています。血液検査でＭＭＰ－３が治療前1144・6もの高い値でしたが、治療終了後は542・5と低下しています。このまま下がり続け、治療終了2年半後には80・7まで低下し、かなり正常値に近い値まで改善されています。ＣＲＰは治療終了後に一時期上昇しましたが、治療終了2年半後には正常値に近い値まで改善されています。

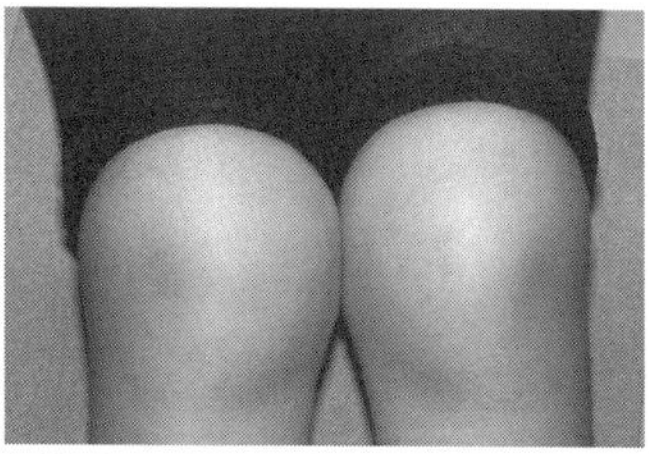

初診時の両膝の写真

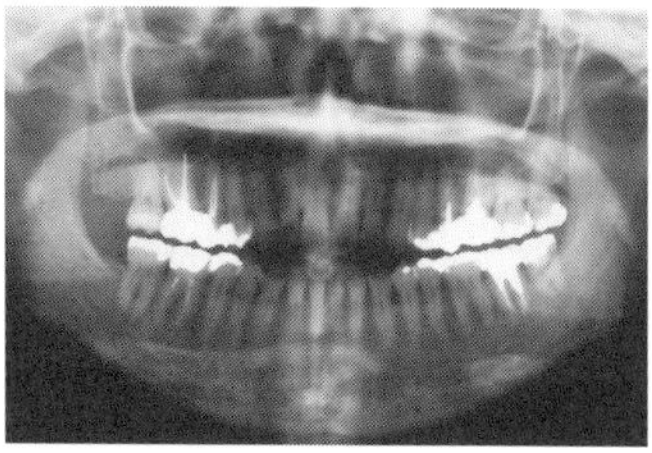

初診時のパノラマX線写真
（2011.7.16）

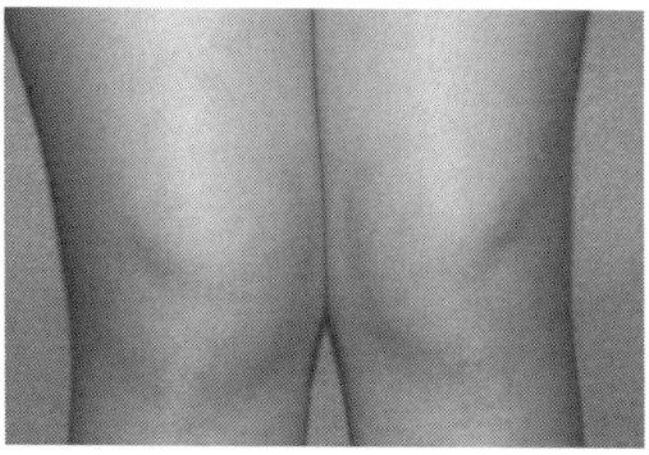

治療終了時の両膝の写真

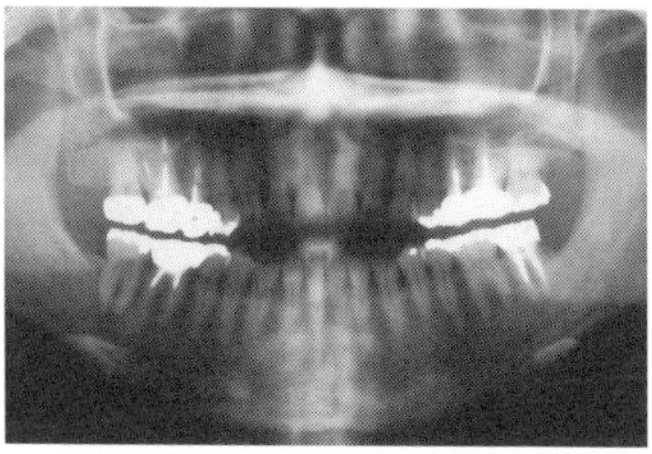

治療終了時のパノラマX線写真
（2012.2.4）

血液検査のマーカー

	CRP（正常値0.3以下）	MMP−3（正常値17.3~59.7）
2011.7.16	2.76	1144.6
12.7	3.53	635.7
2012.6.2	5.27	542.5
2013.8.17	1.71	185.1
2014.11.15	0.51	80.7

＊治療期間：2011.8.6～2012.2.18

症例5 鎮痛剤もほぼ離脱、リウマチが完治に近い状態まで改善

患者様……女性（51歳）
初診……2011年1月14日
病名……リウマチ
症状……左膝の腫れと痛みなど
投薬……モービック錠（鎮痛剤）20㎎／日、ムコスタ錠（胃潰瘍部分の粘膜を修復する薬）200㎎／日、カネボウ葛根湯加川芎辛夷2包／日
病歴……2年間、左膝の腫れと痛みを我慢する。2006年7月にリウマチと診断され、リウマトレックス（免疫抑制剤）を服用する。2007年に転院し、リウマトレックスは服用を中止した
失活歯……右下（7番）、左下（6番）
治療計画……右下（7番）、左下（6番）に、3Mix-MP法を用いて再根管治療を行う

治療経過

2011年

4月1日　左下（6番）から治療を開始
4月18日　左下（6番）に3Mix-MPを3回置き、仮歯をセット
5月9日　右下（7番）に3Mix-MPを2回置き、仮歯をセット

5月13日　左膝の腫れが小さくなり、歩きやすくなってきている

5月20日　右下（7番）、左下（6番）に最終的な歯をセット

6月6日　右上（6番）に2次カリエスと歯冠部のヒビのため、神経を残して補綴物をセット。右上（8番）は虫歯のため、抜歯

6月23日　治療終了。モービック錠（鎮痛剤）は、量が1／2に減る

12月20日　モービック錠の量がさらに減る

2012年

7月3日　左膝の腫れはまだあるものの、ずいぶん小さくなってきている。膝も伸びるようになり、歩き方も以前よりかなり改善されてきている

7月17日　右下（7番）の遠心（歯の奥の部分）のはぐきから排膿がある。右下（8番）の埋状歯が原因であるため、右下（8番）を抜歯

2014年

7月22日　左膝の腫れはさらに小さくなっているが、右膝と比べると少し大きい。ただ、左膝はさらに伸びるようになっている。モービック錠を10日に1錠服用

2015年

1月27日　モービック錠を10日に1錠服用しているのは、安心感があるために服用しているとのこと。薬は離脱できたに等しい

著者のコメント

右下（7番）、左下（6番）の2本の治療終了後にも、少しずつ症状の改善が進んできました。CRPも、治療開始時から下がり続け、治療終了10ヵ月後の2012年4月には正常値になっています。MMP－3も正常値の範囲内です。

治療終了3年後の2014年7月の時点で、左膝の腫れは少しあるくらいで、関節もかなり伸びるようになっています。鎮痛剤もほとんど離脱に等しいと思われ、総合的にほぼ完治に近い状態と思われます。もう少し時間が経過すれば、さらに改善されると思われます。

右下（7番）の遠心からの排膿が2012年7月17日に確認され、右下（8番）を抜歯することによって右膝の腫れが、さらに小さくなりました。このような歯肉の炎症も歯原病と同じような症状を起こすということがわかります。

初診時のパノラマX線写真
(2011.1.14)

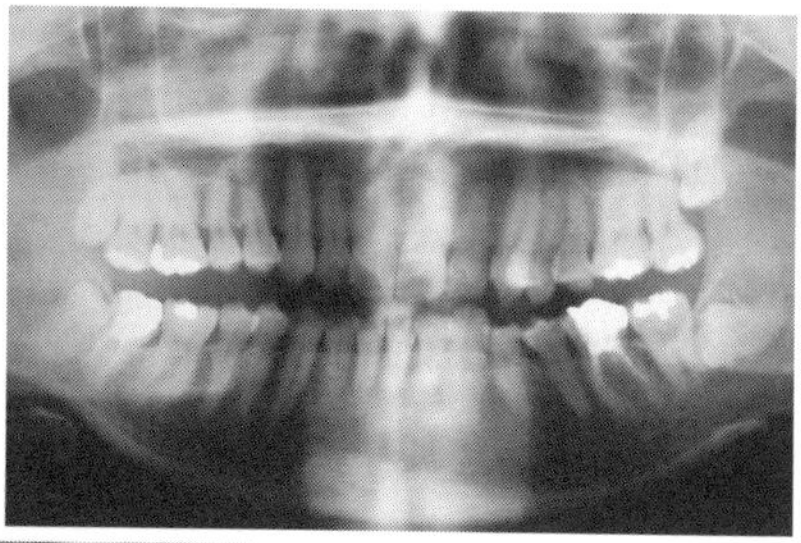

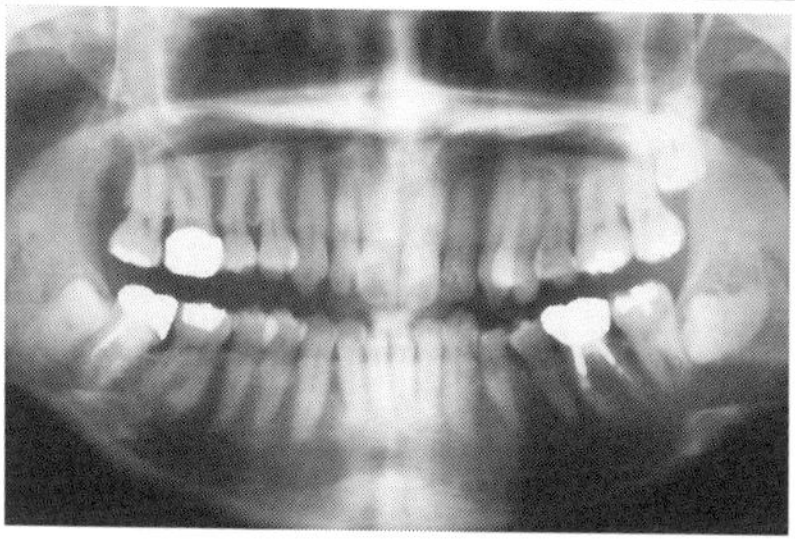

治療終了時のパノラマX線写真
(2011.6.17)

血液検査のマーカー

	CRP (正常値0.3以下)	MMP−3 (正常値17.3~59.7)
2010.6.14	3.55	—
2011.7.9	1.58	—
10.13	1.26	—
2012.1.24	1.0	—
4.17	0.06	—
9.19	0.05以下	—
2014.5.27	0.07	59.5

＊治療期間:2011.4.1〜2011.6.23

症例6

リウマチはほぼ完治、46年間苦しんだ寒冷ジンマシンは完治

患者様……女性（73歳）

初診……2013年3月19日

病名……リウマチ、間質性肺炎、寒冷ジンマシン

症状……右の手首の腫れと痛み。右手が不自由（箸が使えない、字が書けない、包丁が持てない、顔や髪が洗えない、ハンドルを回す・キーを回すことができないなど）。左肘の痛み、左肘が真っ直ぐ伸びない、変形している、咳がすぐに出る。1968年に長女を出産後、寒冷ジンマシンに苦しんできたなど

投薬……プレドニン錠10mg／日、キプレス錠（咳の薬）10mg／日、フォサマック錠（ビスフォスフォネート系製剤＝骨を強くする薬）5mg／週

病歴……2000年にリウマチと診断され、ステロイド薬を服用

失活歯……右上（3番）、左上（2番、3番）、右下（1番、2番）

治療計画……右上（3番）、左上（2番、3番）は抜歯。右下（1番、2番）に、3Mix-MP法を用いて再根管治療をおこなう。左下（1番、2番、3番）に3Mix-MP法を用いて抜髄を行う。上下に総義歯をセット。

右下（1番、2番)、左下（1番、2番、3番）は義歯用の磁石を使用して残す

治療経過

抜歯予定のため、フォサマック錠（5㎎）は3月30日の服用をもって中止する。3カ月経過して、抜歯をおこなう予定

2013年

6月11日　左下（1番、2番）を抜髄

6月26日　左下（1番、2番）に3Mix－MPを3回置き、根管充填（歯根に最終的な薬を入れること）

7月4日　右上(3番)、左上(2番、3番)を抜歯

7月5日　上顎に総義歯の即時義歯（抜歯の直後に入れる義歯）をセット

7月12日　右下（1番、2番）の再根管治療を開始

7月24日　右下（1番、2番）に3Mix－MPを3回置き、根管充填。左下（3番）を抜髄

8月2日　左下（3番）に3Mix－MPを3回置き、根管充填

8月6日　左下（2番）を抜歯。下顎に総義歯の即時義歯をセット

9月9日　右下（1番、2番)、左下（1番、3番）にキーパー付根面板（義歯用の磁石と強く接着する特殊な金属を埋め込んでつくった歯根にかぶせる金属のフタ）作製のための印象採得（歯の型をとるこ

と）。右の手首と左の肘の痛みが今日はない

9月13日　右下（1番、2番）、左下（1番、3番）にキーパー付根面板をセット

11月8日　身体の調子は良くなってきている

11月21日　旅行に行って2日間、プレドニン錠を忘れて飲まなかったが、手、指、肘の痛みは出なかった。ステロイド剤を少しずつ減らしていこうと思っている

2014年

1月6日　昨年は300〜500mくらいの低い山登りを302回おこなったが、元気に歩けるとのこと。右手が自由に使えるようになり、レバーやハンドルが右手で回せるようになる。車のエンジンキーも右手で回せるようになる。顔や髪を洗うとき、右手が使えるようになる。包丁や箸が持てるようになり、字も書けるようになる。右手の手首の外側の腫れは少し小さくなった程度でまだ大きいが痛みはない

1968年（長女出産）以降、寒くなったら出る寒冷ジンマシンに46年間苦しんできた。ふくらはぎ、手指の股の部分、首、両手、ふともも、お尻、足の裏など、柔らかいところにジンマシンが出る。足の裏に出るとたまらないほど痒く、我慢できない。歩けないうえ、なにもできなくなる。お風呂に入ると治るが、風呂から

出て30分ほどするとまた出てくる
昨年の暮れから、この寒冷ジンマシンが出なくなる。非常にうれしく、天にも上るような気持ちとの報告がある。昨年の6月から、夜寝ているときに関節の痛みで眼を覚ますことがなくなり、1回も起きなくなっている。薬の量は、プレドニン錠10㎎／日をそのまま続けている

2月5日　上下に、総義歯の最終義歯をセット

3月27日　咳が少なくなってくる。左肘が動くようになってくる

11月26日　プレドニン錠が2・5㎎／日に量が減る。身体の調子は良い。右手はまったく正常。呼吸するとき、聴診器を当てるとゼーゼーという音がしていたが消える。左肘が真っ直ぐ伸びるようになる

著者のコメント

血液検査の各数値は正常値にいたっていませんが、リウマチの症状はほとんど消失しました。薬の量も1／4に減り、このために咳が出なくなりました。寒冷ジンマシンについては本人から、「これが治るとは夢にも思わなかった。46年間の苦しみから解放された」と報告がありました。

初診時のパノラマX線写真
(2013.3.19)

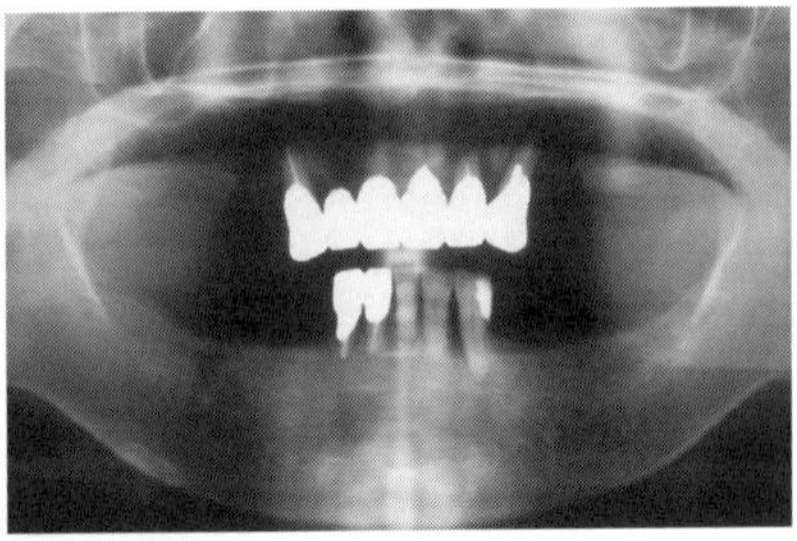

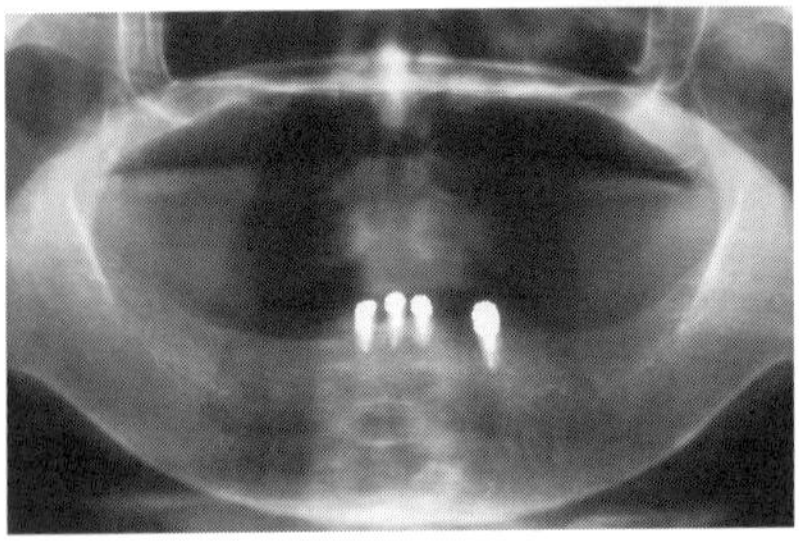

治療終了時のパノラマX線写真
(2014.3.4)

血液検査のマーカー

	CRP (正常値0.3以下)	リウマチインシ/Q (正常値15以下)	MMP−3 (正常値17.3~59.7)	KL−6 (正常値500未満)
2013.2.7	0.13	51	93.8	—
5.9	3.26	63	88.8	—
8.5	0.92	34	92.3	—
11.11	1.09	—	—	—
2014.1.30	0.71	62	86.5	1849
3.13	0.4	RF (正常値16未満) 70.3	—	4630
6.19	0.56	—	—	2490
7.17	0.05	—	—	2220
8.21	0.51	—	—	1980

＊治療期間:2013.6.11～2014.5.1

症例7 リウマチはかなり改善、逆流性食道炎は完治

患者様……女性（71歳）
初診……2014年6月13日
病名……リウマチ、逆流性食道炎
症状……左の足首の腫れと痛み。胃のもたれと鈍痛など
投薬……メトレート錠（免疫抑制剤）8mg／日、アムロジピン錠（降圧剤）1・25mg／日、プロマックD錠（胃潰瘍の薬）75mg／日、アルサルミン細粒（胃・十二指腸の炎症を抑える薬）2g、ボナロン錠（ビスフォスフォネート系製剤＝骨を強くする薬）35mg／週、他にビタミン剤
病歴……2011年秋、足首の関節が痛くなり、病院でリウマチと診断される。2014年3月、突然目が見えなくなり、真っ白に霧がかかったようになる。眼科から紹介されて脳外科で精密検査をしたが、異常なしと診断される。今は白い霧は消えている
失活歯……右上（2番、3番、4番）、左上（3番、4番）、左下（7番）
治療計画……右上（2番）と左下（7番）を抜歯。右上（3番、4番）、左上（3番、4番）に、3Mix－MP法を用いて再根管治療を行う

治療経過

2014年

7月5日　左下（7番）の再根管治療を始める。しかし、歯根の破折が判明し、あとで抜歯することにする。ボナロン錠を6月7日に飲んだので、それを最後に休薬してもらう。3ヵ月後の9月7日以降に抜歯をおこなうことにする

7月10日　右上（3番、4番）に3Mix－MP法を用いての再根管治療を始める

7月15日　胃の調子が40％程度改善したとのこと

7月18日　味覚障害があり、2～3年前から肉は食べられなくなっていた。今年の初めからは魚も食べられなくなっていたが、魚が食べられるようになったとのこと

8月1日　右上（3番、4番）に3Mix－MPを3回置き、仮歯をセット

9月18日　左上（3番、4番）に3Mix－MPを4回置き、仮歯をセット

9月20日　右上（2番）を抜歯

10月7日　右上（1番）を神経を残して補綴を行うように削る。右上（1番、2番＝欠損、3番、4番）にブリッジの仮歯をセット

11月17日　左下（7番）を抜歯。全身の体調が良い。逆流性食道炎は90％くらい改善された。眼科は受診していないが、両眼とも視野が明るくなる。両手の関節の

腫れが引く。以前は、起床時に両足の裏に水がたまって歩きにくく、クリクリしながら歩いている（患者様自身の言葉の表現）と30分ほどして正常になっていたが、こうした症状がまったく出なくなる

2015年

1月16日　右上（1番、2番＝抜歯、3番）に最終的な歯（ブリッジ）、右上（4番）、左上（3番、4番）に最終的な歯をセット

1月20日　正座ができるようになる。リウマチの症状はほとんど消失。非常に体調が良いとのこと

1月28日　治療終了

3月22日　逆流性食道炎は完治。リウマチの症状はかなり改善。現在の投薬はメトレート錠4㎎／週、アムロジピン錠1・25㎎／日、プロマックD錠75㎎／日の3剤だけになっている

著者のコメント

リウマチはかなり改善、逆流性食道炎は完治し、薬の量もかなり減りました。写真で分かるように左足首の腫れがかなり減少し、足の甲の曲がる角度が大きくなっています。血液検査のデータはCRPのみですが、あまり変化はありません。

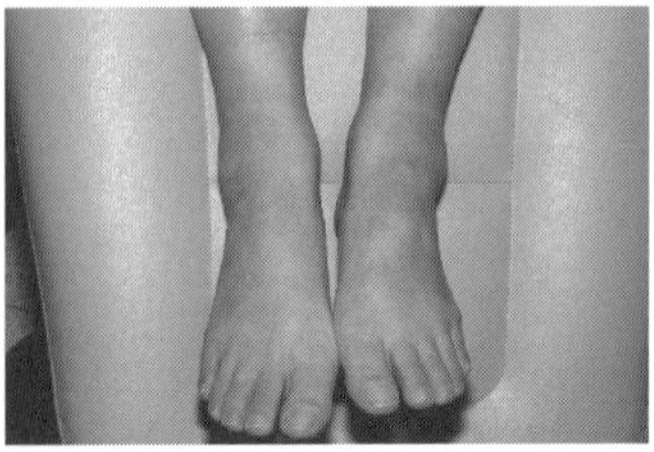

初診時の両足首の写真

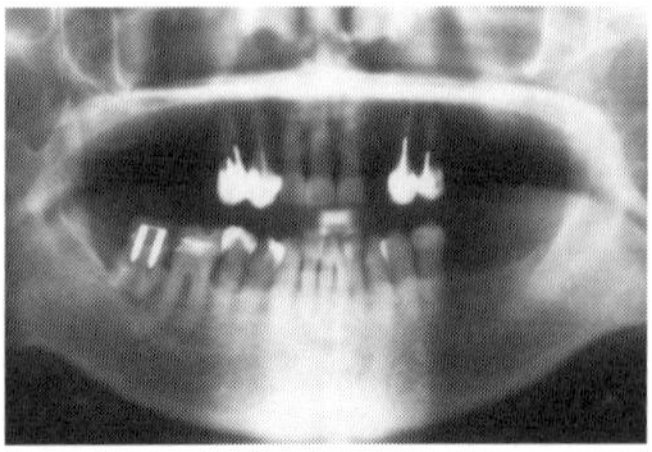

初診時のパノラマX線写真
(2014.6.13)

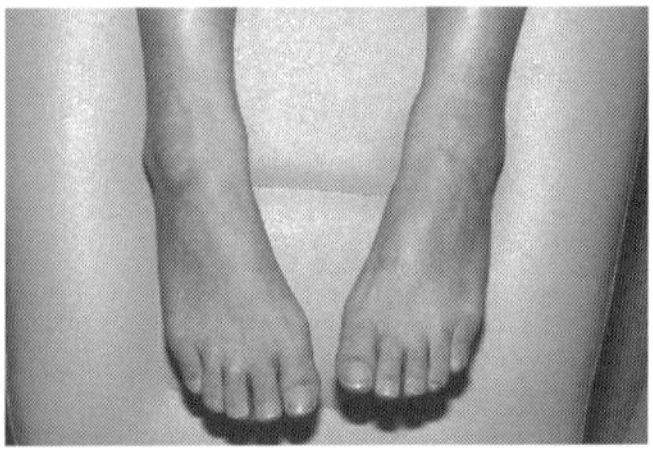

治療終了時の両足首の写真

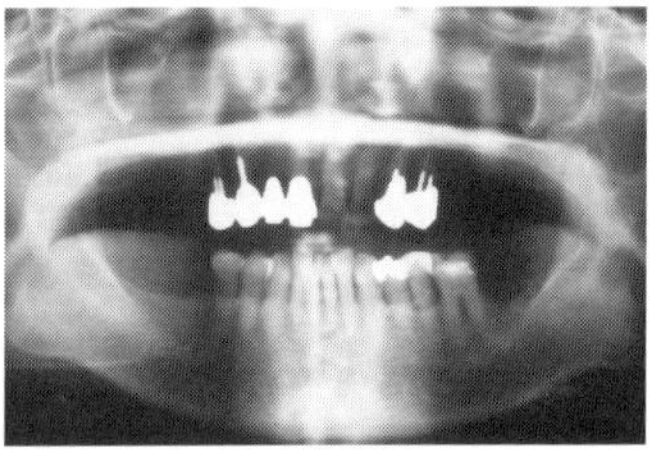

治療終了時のパノラマX線写真
(2015.1.16)

血液検査のマーカー

	CRP (正常値0.3以下)
2014.3.20	0.2
6.5	0.2
8.7	0.2
10.2	0.2
12.2	0.05
2015.2.19	0.26

＊治療期間:
2014.7.5～2015.1.28

症例8 リウマチが一時改善したが、あとで悪化

患者様……女性（42歳）
初診……2010年2月4日
病名……リウマチ、脳下垂体腫瘍、電磁波アレルギー
症状……左膝のひどい腫れと痛み。左足首、左手首の痛みなど
投薬……とくになし
病歴……2001年、脳下垂体腫瘍と診断されるが、そのままにしておく。2006年、電磁波アレルギーで吐き気、めまい、手足のしびれをともなう。2008年、リウマチと診断され左膝、左足首、左手首の腫れと痛みでロキソニンを服用。その後転院してロキソニンを中止、酸化亜鉛点鼻、加圧トレーニングによってある程度改善する
失活歯……右上（7番）、左上（5番）
治療計画……右上（7番）、左上（5番）に、3Mix-MP法を用いて再根管治療を行う

治療経過

2010年

8月5日　右上（7番）から治療を開始
8月27日　右上（7番）に3Mix-MPを2回置き、仮歯をセット

9月3日　左上（5番）の再根管治療を開始。1回目の3Mix－MPを置く
9月8日　左上（5番）に、2回目の3Mix－MPを置く
9月10日「9月8日の治療後、身体が変わったような気がした。9日、10日と左膝の痛みがない。10日は歩道を走れた」とのこと
9月17日　左上（5番）に3Mix－MPを3回置き、仮歯をセット
11月29日　右上（7番）、左上（5番）に最終的な歯をセット
12月3日　治療終了。左膝の腫れは小さくなってきている。他の症状もかなり改善されてきている

2011年

4月20日　3月11日の東日本大震災のとき、東京にいたために非常に疲れた。これ以降は調子が悪く、4月11日は最悪だったとのこと
12月14日　扁桃腺の全摘手術を受ける。10日間の入院

2012年

3月6日　駆け足ができる。前の倍のスピードで歩いている。しかし最近、口を開けたときに、左右の顎関節にガクンという異常な音がする（顎関節症と思われる）
3月15日　咬合器を用いて咬み合わせの分析を行い、これに基づいて、咬み合わせの調整を行う

4月6日　3月15日のあとの2日間、体調は非常に良かった。また、3月15日のあと、左顎関節周囲の鈍痛が消失した

2013年

11月1日　今年の2～3月から体調が悪い。リウマチによる足指の変形が始まる。手術か生物学的製剤かの選択で生物学的製剤を選び、9月から受けているとのこと

著者のコメント

歯の治療により、リウマチの症状はある程度改善されました。しかし、東京で経験した東日本大震災のストレスが契機となり、かなり悪い状態までいきました。

扁桃腺全摘手術により、再びかなり良い状態まで回復したものの、その後悪くなりました。足指の変形が始まったことで、生物学的製剤の投与という形になりました。まことに残念です。脳下垂体腫瘍の影響も含め、さまざまな原因があると思われます。

初診時のパノラマX線写真
（2010.2.4）

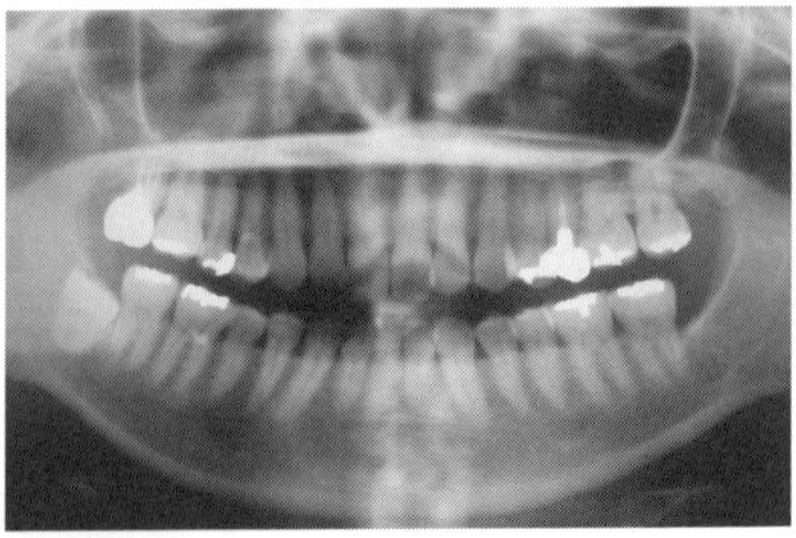

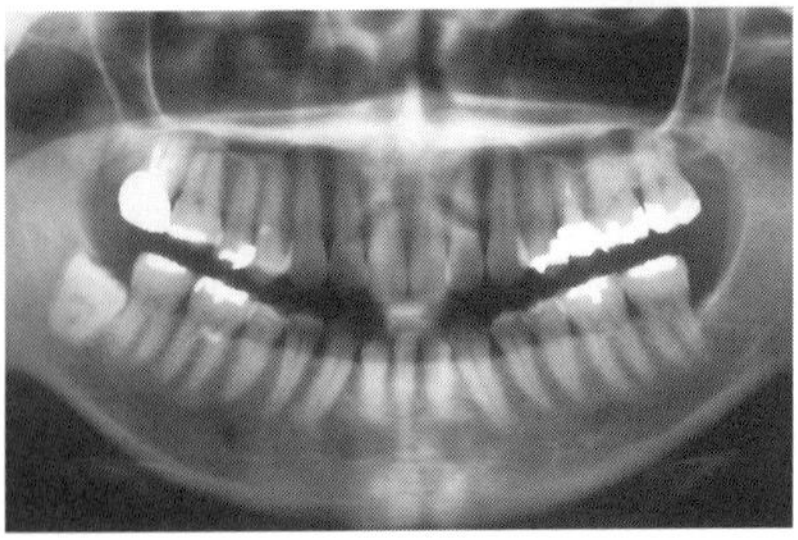

治療終了時のパノラマX線写真
（2010.11.29）

血液検査のマーカー

	CRP（正常値0.3以下）	MMP−3（正常値17.3~59.7）
2010.10.15	3.38	—
12.17	0.16	—
2011.10.11	2.45	415.7
2012.1.31	0.07	66.7

＊治療期間：2010.8.5～2010.12.3

2011.3.11　東日本大震災
12.14　扁桃腺全摘手術
2012.3.15　咬合調整
2013.9月　生物学的製剤投与開始

パーキンソン病

症例9 パーキンソン病の症状がかなり改善

患者様……女性（71歳）
初診……2012年1月23日
病名……パーキンソン病
症状……右手・右足の振戦（ふるえ）。右手・右足がつりやすい。包丁が持ちにくい。右手に力が入らない。両側の耳鳴りなど
投薬……ネオドパストン配合錠L150mg（体内でドーパミンになる薬）、ビ・シフロール錠（ドーパミン受容体刺激薬）1・5mg／日、ヨーデルS糖衣錠（便通を良くする薬）160mg／日
病歴……2006年から、大学病院の脳神経科に通院している
失活歯……右上（1番、2番、5番、6番）、左上（2番、3番、4番、6番、7番）、右下（4番、5番、8番）、左下（5番、6番、7番）
治療計画……右下（8番）、左下（6番、7番）

を抜歯。右下（4番、5番）、左下（5番）に3Mix-MP法を用いて再根管治療。左下（4番）を抜髄し、3Mix-MP法を用いて根管治療を行う

治療経過

2012年

2月2日　歯根の破折のため、右下（8番）を抜歯

2月7日　右手のふるえが少なくなってくる

2月21日　右下（4番、5番）に3Mix-MPをそれぞれ3回置き、仮歯をセット

2月24日　左下（6番、7番）を抜歯（病巣が大きく、骨植も悪く、咬合力を負担できないため）。パーキンソン病の症状は軽くなってきている。両側の耳鳴りも治った。「力を抜いたときのふるえ」が消失。身体の調子が良くなってきている

3月8日　大学病院の担当医に、ビ・シフロール錠が1日3回（計1・5㎎）から1日2回（計1・0㎎）に減って調子が良いと報告する

3月9日　左下（5番）に3Mix-MPを3回置き、仮歯をセット

4月6日　左上（7番）に3Mix-MPを3回置き、仮歯をセット

4月27日　左下（4番）を抜髄し、3Mix-MPを3回置き、仮歯をセット

5月22日　右下（6番、7番）、左下（6番、7番）に仮義歯をセット

7月12日　下顎に最終的な歯と義歯をセット。右足のふるえはなくなった。右手のふるえは少し残っている

9月14日　左上（4番、6番）に3Mix-MPをそれぞれ3回置き、左上（4番、5番＝欠損、6番）にブリッジの仮歯をセット

9月27日　右上（5番、6番）に3Mix-MPをそれぞれ3回置き、仮歯をセット

10月23日　右上（1番、2番）、左上（2番、3番）に3Mix-MPをそれぞれ3回置き、右上（2番、3番＝欠損、4番＝欠損、5番、6番）にブリッジの仮歯、右上（1番）左上（1番＝欠損、2番）にブリッジの仮歯、左上（3番）に仮歯をセット。顔の左側のツッパリが消え、左の眼がすっきりしてきた。食事をするとき、左の眼の涙が出すぎて物が見づらいのが治った。右手で包丁を持つとき、力が入るようになってきた

2013年

2月12日　上顎に最終的な歯（単冠、ブリッジ）をセット

3月5日　包丁はしっかり持てるようになった。手足のふるえはだいぶ少なくなってきた。手足がつるのも少なくなってきた

5月15日　手足のふるえはほとんどない。

初診時のパノラマX線写真
（2012.1.23）

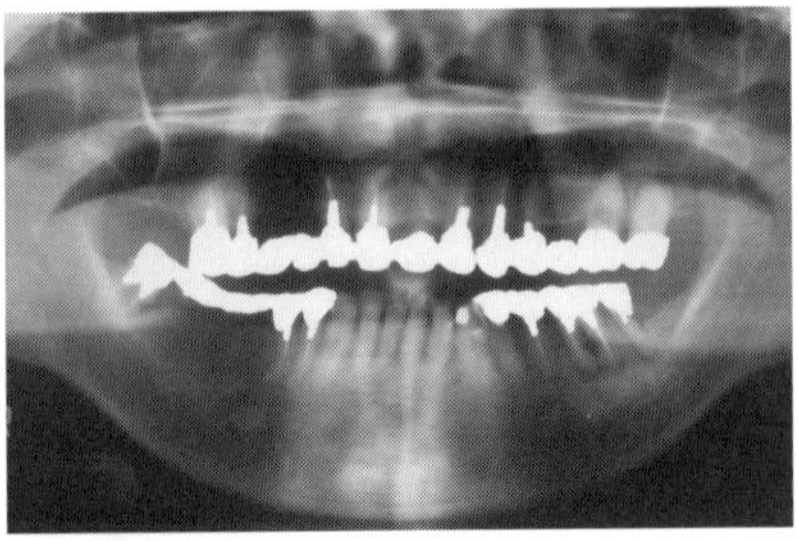

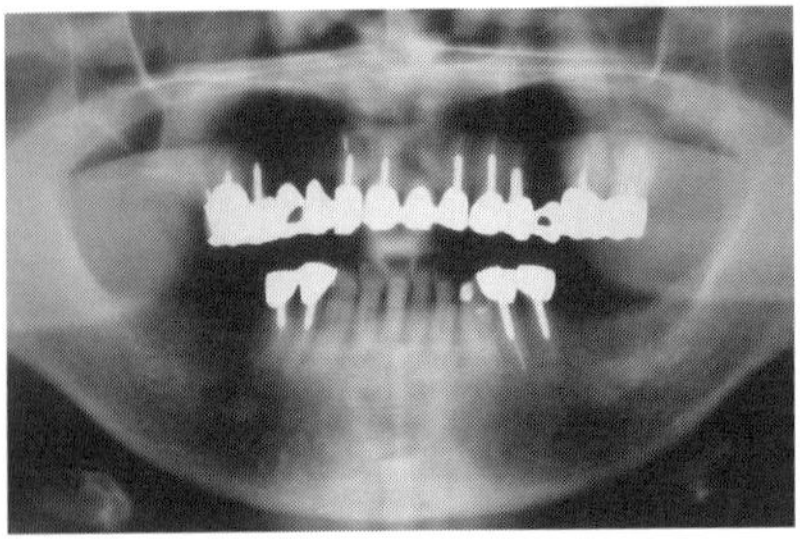

治療終了時のパノラマX線写真
（2013.2.27）

手足がつることもなくなった

著者のコメント

パーキンソン病は、中脳の黒質ドーパミン性神経細胞の変性により、つくられるドーパミン（神経伝達物質）の量が減ることで発症します。症状としては手足の振戦（ふるえ）、筋肉がこわばる、動作が遅くなる、歩きづらくなる、腰が曲がる、仮面様顔貌（顔の表情が乏しくなる）、便秘などがあり、最終的には寝たきりになる場合もあります。

この患者様の場合、投薬量は、歯原病の治療前後で変わりません。しかし、パーキンソン病の症状は進行しないどころか、ほとんど消失しています。

症例10
パーキンソン病と入れ歯でまったく咬めなかった状態がかなり改善

患者様……女性（65歳）
初診……2013年10月8日
病名……パーキンソン病
症状……緊張したとき右手が震える。両足のこわばり（とくに朝がひどい）。起床時に両足がつる（左足はすぐに治るが、右足は5分ほどかかる）。歩くとき、両足のかかとが痛い。階段の上がり下がりは手すりをつかめばできるが、下がりは怖い。お茶やコーヒーを注ぐとき、手が震えるので注意が必要。両肩にひどい肩こりがある。上下に部分入れ歯があるが、まったく咬めないなど
投薬……マドパー配合錠（体内でドーパミンになる薬）1錠／日、アーテン錠（震えやこわばりを抑え、アセチルコリンの働きを抑える薬）4mg／日
病歴……2013年2月、パーキンソン病と診断され、薬を飲み始める
失活歯……残存歯は左上（2番、4番、5番、6番）、右下（1番、2番、3番）、左下（1番、2番）。この残存歯のすべてが失活歯
治療計画……左上（6番）、右下（3番）、左下（2番）を3Mix－MP法を用いて残し、上下に総義歯を作製。3本の残存歯は義歯用

の磁石を用いて利用する。左上（2番、4番、5番）、右下（1番、2番）、左下（1番）は虫歯の大きさ、骨植の状態、根尖病巣の大きさ、咬み合わせの荷重負荷能力などから総合的に判断して抜歯する

治療経過

2013年

10月18日　右下（3番）、左下（2番）から治療を開始

10月23日　右下（3番）、左下（2番）に3回目の3Mix‐MPを置く

10月31日　右下（1番、2番）、左下（1番）を抜歯。10月23日のあと、震えとこわばりがひどくなる。好転反応と思われる

11月5日　頭がスッキリしたような感じがするとのこと

11月29日　背筋がスーッと伸びた。震えの回数が減った。朝・昼・夕と薬を飲む前、右手だけが少し震える。字が書きやすくなった。「友人から『眼が生きているようになった、前は眼が死んでいた』と言われた」とのこと

12月4日　左上（6番）の治療を開始

12月7日　12月4日のあと、体調が悪い。非常に疲れている。好転反応と思われる。下顎に仮の総義歯をセット

12月16日　左上（6番）に、3Mix‐MPを3回置いて根面板をセット。左上（2番、4番、5番）を抜歯

12月27日　右手の震えが小さくなる。歩くときに右足が出ない（変化なし）。背筋が伸びた。トイレが近かった（朝・夕は30分おき、就寝時は2時間おき）が、朝・夕は1～2時間おき、就寝時は起きなくても良くなる。「周囲の人から『眼が生き返った。前は眼が死んでいた』とよく言われる」とのこと

2014年

1月22日　左上（6番）、右下（3番）、左下（2番）に根面板をセット

3月31日　薬の量が増える（マドパー配合錠1錠／日が2錠／日に）

4月3日　上顎に仮の総義歯をセット

7月2日　料理で包丁を使うときは左肘をついて切っていたが、普通に立って切れるようになった。歩くときに右足の人差し指・中指・薬指が痛かったが、痛みがかなり軽くなって歩きやすくなった

7月30日　正座が10分くらいできるようになった。震えが出なくなった。薬の量が減った（マドパー配合錠が2錠／日から1・5錠／日に）

8月19日　起床時に右手の震えがある。薬を飲んで1時間半ほどで震えはとまり、以後は震えは出ない。左手があまり上に上がらないため、かぶる服は着られない

9月29日　「1時間ほど、身体が自由に動けた。こんなことは初めて」とのこと

2015年

1月19日　咬み合わせがまったく安定していなかったが、ようやく安定してくる。服は自由に着られるようになった
3月25日　上下に最終的な総義歯をセット
4月24日　何でも食べられるようになった

著者のコメント

上下に部分入れ歯を入れておられましたが、咬合が非常に不安定で全く咬めない状態でした。食事には相当長い間、苦労されていたと思われます。上下ともに総義歯になりましたが、咬合も安定してしっかり咬めるようになりました。このことも全身症状の改善に大きく影響していると思われます。右手の震えの消失、身体の姿勢、歩き方、顔の表情などが改善されたことにより、かなり若返られた感じがします。

初診時のパノラマX線写真
(2013.10.8)

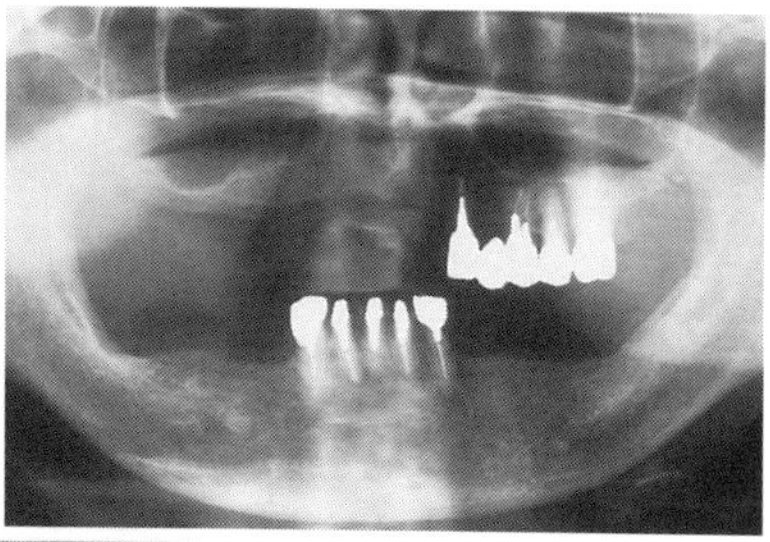

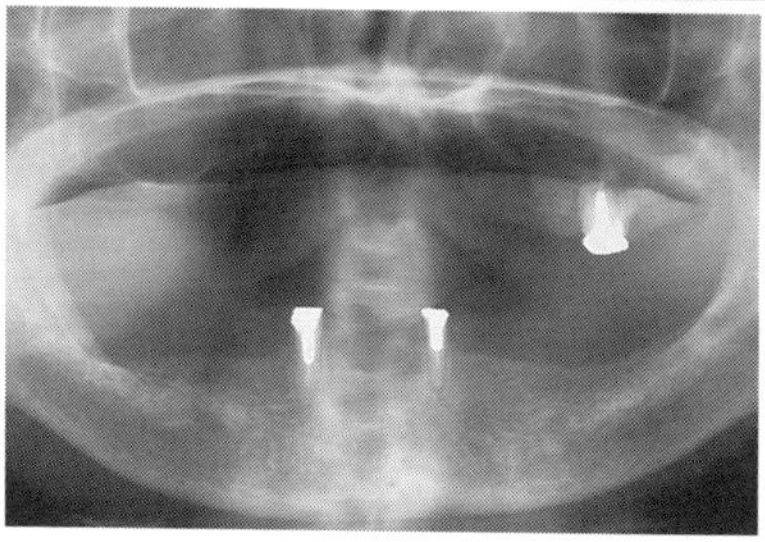

治療終了時のパノラマX線写真
(2015.3.25)

初診時の左上(2番、4番、5番、6番)、右下(3番、2番、1番)、左下(1番、2番)

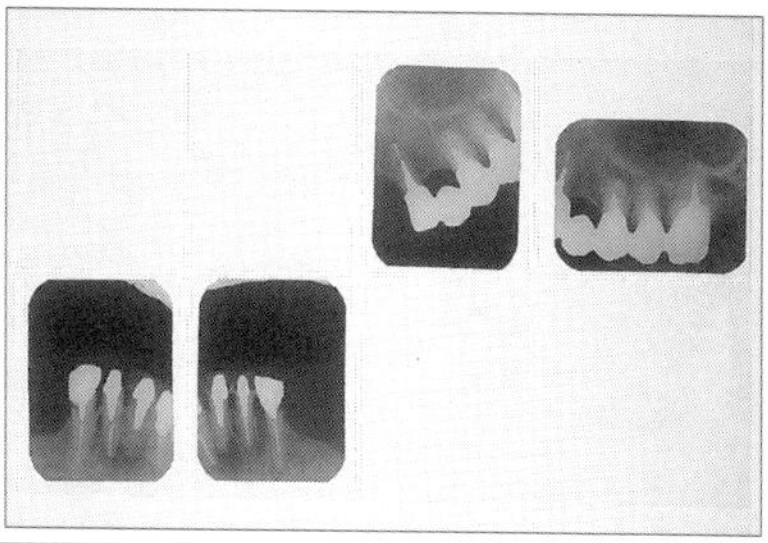

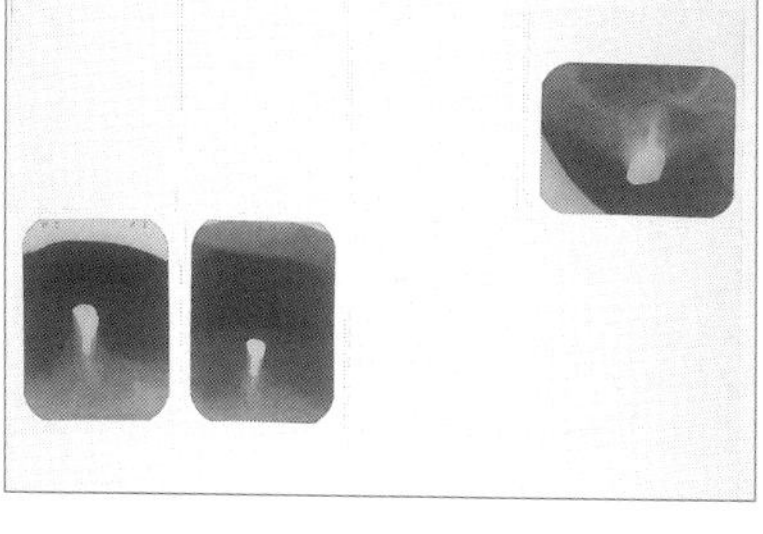

治療終了時の左上6番、右下3番、左下2番

症例11

たった1本の歯（神経の壊死）からの発症が疑われるパーキンソン病がかなり改善

患者様……男性（74歳）

初診……2015年3月9日

病名……パーキンソン病

症状……一応ゆっくりとは歩けるが、長くは歩けない（博多駅から当院までの450mが限界）。夜トイレに行くとき、一人でベッドから全く起き上がれない（2014年10月から突然そのようになった）。言葉が出にくい。箸は持てるときと持てないときがある（2〜3年前から）。風呂はなんとか一人で入っている。腰が曲がっている。顔の表情はある。内臓はどこも悪くない

投薬……メネシット配合錠600mg／日、ビ・シフロール錠（ドーパミン受容体刺激薬）0・5mg／日、コムタン錠（メネシット配合錠の効果を上げる）600mg／日、マグミット錠（制酸便秘薬）1320mg／日

病歴……2001年にパーキンソン病と診断、投薬を受けるようになる。それより2〜3年前から症状はあった（緊張すると手足が震える。細い字が書けないなど）。少しずつ症状が進行し、薬の量も増えてきている

失活歯……生まれてこの方、歯科治療を受けたことがない。当然、神経を抜いた歯はない

が、右下（5番）は大きな虫歯のために神経が死んでいた。失活歯は、右下（5番）のみ

治療計画……右下（5番）に、3Mix-MP法を用いて根管治療を行う

治療経過

2015年

3月9日　右下（5番）の治療を、3Mix-MP法を用いて開始。左上（1番、2番）の虫歯は、レジン充填を行う

3月12日　右下（5番）に3Mix-MPを3回置き、根管充填

3月13日　右下（5番）に築造。最終的な歯の作製のための印象（歯の型をとること）、バイト（咬み合わせの記録）を採り、仮歯をセット

3月24日　右下（5番）に最終的な歯をセット。左下(6番)は遠心部(歯の奥の方)が虫歯のため、遠心部のインレー（金属の詰め物）の形成、印象、バイトを採る

3月27日　左下（6番）のインレーをセット、治療終了。食事のとき、箸と茶碗が持てるようになった。魚の身をほぐせるようになった。以前は奥様が食べさせてあげていたが、その必要がなくなった。「あと、夜間のトイレが一人でいけるようになったら嬉しい」との奥様の言葉

4月5日　日に日に良くなっている。足がしっかりしてきた。夜間、一人でトイレにいけるようになってきた（少し奥様が

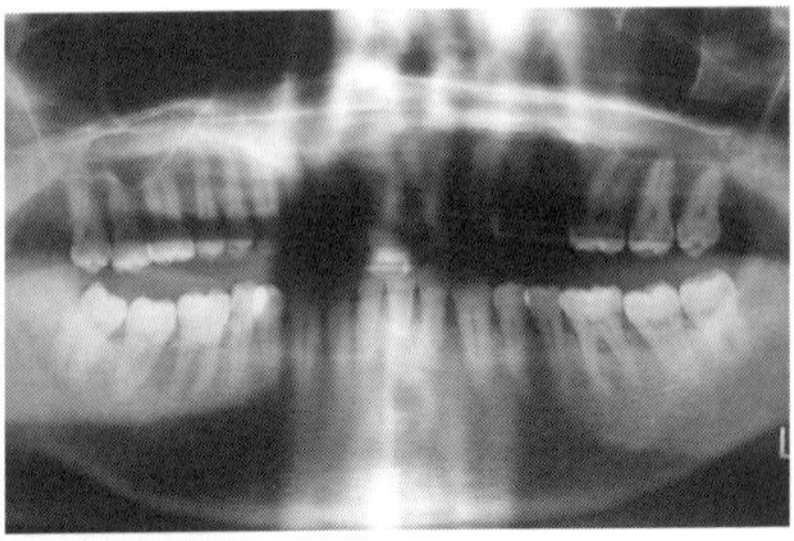

初診時のパノラマX線写真
（2015.3.9）

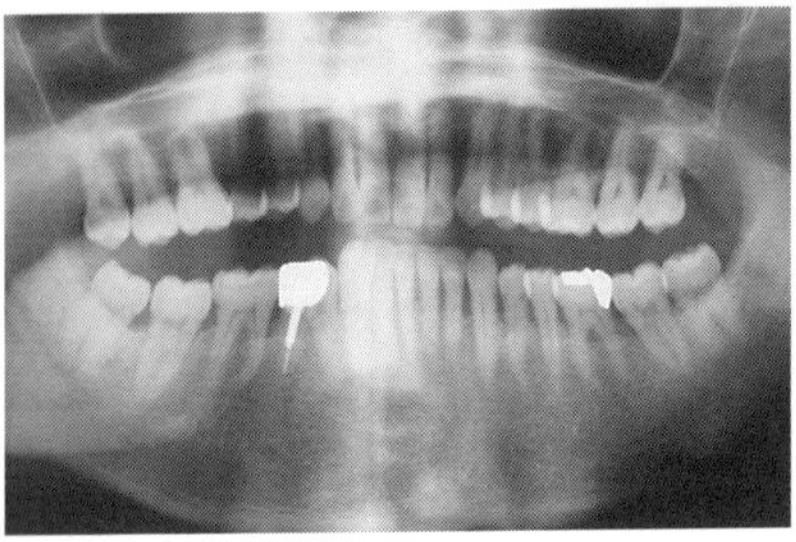

治療終了時のパノラマX線写真
（2015.3.27）

手伝う必要はあるが、奥様の負担がかなり楽になった）

著者のコメント

74歳まで、一度も歯科医院を受診したことがないことは素晴らしい、奇跡に近いことと思われます。右下（5番）の歯髄壊死、左上（1番、2番）、右下（7番、8番）、左下（6番、8番）に虫歯がある程度です。右下（5番）が虫歯で神経が壊死を起こし、これによってパーキンソン病を発症したものと考えられます。右下（5番）1本のみを3Mix-MP法を用いて治療を行った結果、症状は劇的に改善されました。今後、さらに改善されていくものと思われます。

心房細動

症例12 心房細動が完治

患者様……男性（60歳）
初診……2011年11月24日、右上6番の自発痛で来院
病名……心房細動
症状……心房細動の発作は週2～3回起こる
投薬……ワーファリン（血栓抑制剤）3・5mg／日、アンカロン（不整脈治療剤）200mg／日、メインテート（降圧薬）5mg／日
病歴……2009年11月から12月にかけ、脳梗塞発作で入院。後遺症はなかったが、心房細動と診断。月1回の検査を受けている
失活歯……左上（5番、6番、7番）、左下（6番、7番）
治療計画……右上（6番）を抜髄、3Mix-MP法を用いて治療。左上（5番、6番、7番）に、3Mix-MP法を用いて再根管治療を行う。この患者様は過去、当院において、3Mix-MP法を用いて左下（6番、

7番）の感染根管の治療を行っていた。そのため、今回の治療では左下（6番、7番）は扱わなかった

治療経過

2011年

11月30日　右上（6番）は1カ月位の長期間歯髄に炎症を起こしていたため、3Mix‐MP法を用いて抜髄

12月7日　右上（6番）に3Mix‐MPを3回置き、根管充填

12月9日　右上（6番）の補綴物に開けた穴にレジン充填。左上（7番）治療開始

12月16日　左上（7番）に3Mix‐MPを3回置き、仮歯をセット

12月19日　左上（5番、6番）の治療開始

12月27日　左上（5番、6番）に3Mix‐MPを3回置き、仮歯をセット

2012年

1月19日　左上（5番、6番、7番）に、最終的な歯をセット

1月26日　左下（5番）の治療。この歯は生活歯（神経がある歯）だったがヒビが入り、冷水痛があったため、神経を残して補綴物をセット

2013年

6月18日　現在の投薬はメインテート（降圧剤）2・5㎎／日と、プラザキサ（血栓抑制剤）150㎎／日を服用。アンカロンは飲んでいない

治療終了後、発作は1週間に2〜3回起きていた。それが1週間に1回となり、1カ月に1回となり、3カ月に1回と軽くなり、2013年3月からは発作は起きていない

2014年

3月　投薬はメインテート2・5㎎／日のみ服用

著者のコメント

心房細動では、カテーテルアブレーションという治療があります。カテーテル（細い管）を入れて超音波で心臓の一部を焼くものですが、「心房細動に対するカテーテルアブレーションの治癒率は6〜7割」と、患者様は主治医から聞き、数字からこの治療を拒否し、アンカロン（不整脈治療薬）を服用していました。しかし、週2〜3回の発作が起きるうえ、間質性肺炎の副作用もあるために悩んでいました。

歯原病の治療が終わって2年後、メインテートの量が半分に減りました。不整脈と血栓抑制剤から離脱できて、しかも体調が非常に良くなったことの喜びは大きいものがありました。

初診時のパノラマX線写真
（2011.11.24）

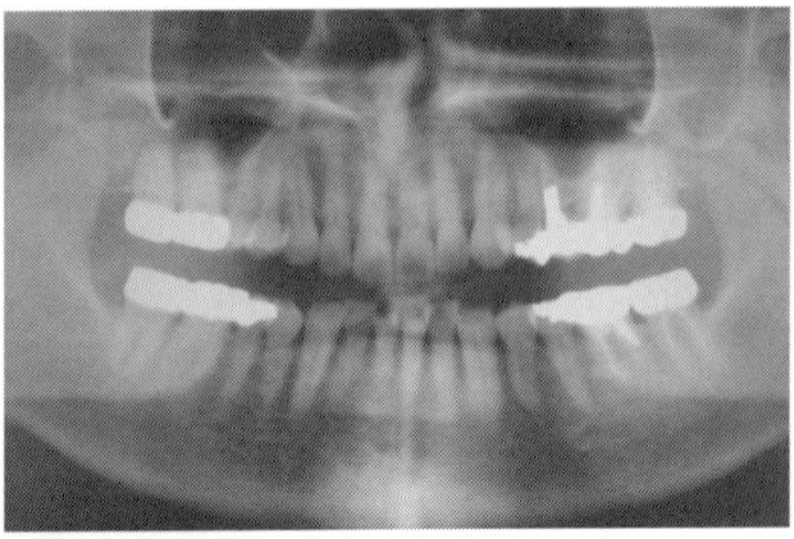

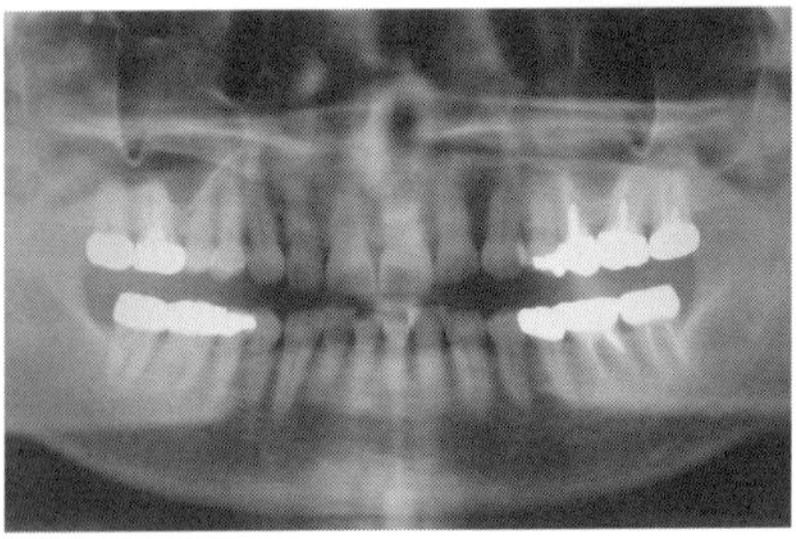

治療終了時のパノラマX線写真
（2012.1.26）

症例13 心房細動が改善

患者様……男性（52歳）
初診……2010年9月24日
病名……心房細動
症状……突然の頻脈、動悸、息切れなど
投薬……シベノール（頻脈性不整脈に対する薬）300㎎／日、ワーファリン2㎎／日、バイアスピリン（血液をサラサラにする薬）1錠／日、ガスターD（胃潰瘍、逆流性食道炎に対する薬）1錠／日
病歴……40歳頃から不整脈があった
2010年5月28日に1回目のカテーテルアブレーション手術、同年8月9日に2回目のカテーテルアブレーション手術
失活歯……右上（5番、6番、7番）、左上（6番）、右下（6番）、左下（6番）
治療計画……右上（5番）は歯根破折のため抜歯。他は3Mix-MP法を用いて再根管治療を行う

治療経過

2010年

10月12日　右上（5番）を抜歯。ワーファリンを飲んでいるが、PT-INR（出血傾向を示す数値）が1・78と2・0以

下であり、休薬せずに抜歯をおこなう。
抜歯後の経過は順調
11月4日　右上(6番、7番)、右下(6番)の再根管治療を開始
11月11日　右上（7番)、右下（6番）に3Mix－MPを3回置き、仮歯をセット
11月18日　右上（6番）に3Mix－MPを3回置き、仮歯をセット
11月22日　右上（4番）は神経が生きている歯で、神経を抜かずに右上（4番、5番＝抜歯、6番、7番）にブリッジの仮歯をセット
12月1日　左上（6番)、左下（6番）に3Mix－MPを3回置き、仮歯をセット
12月24日　左上（6番)、左下（6番)、右下（6番）に最終的な歯をセット
12月25日　右上（4番、5番、6番、7番）に最終的な歯（ブリッジ）をセット

2011年

3月22日　定期検査の結果、以前は心臓が70％程度しか動いていなかったが、現在は100％動いているとのこと。「駅の階段の上がり下がりが楽になり、身体の調子はすこぶる良い」と報告がある。現在のところ、薬の量は同じ

著者のコメント

薬の量は変化しませんでしたが、日常生活

初診時のパノラマX線写真
(2010.9.24)

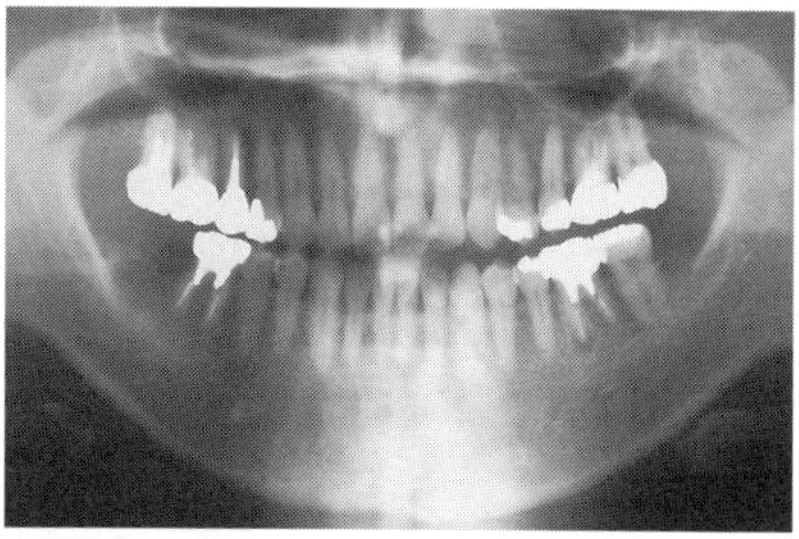

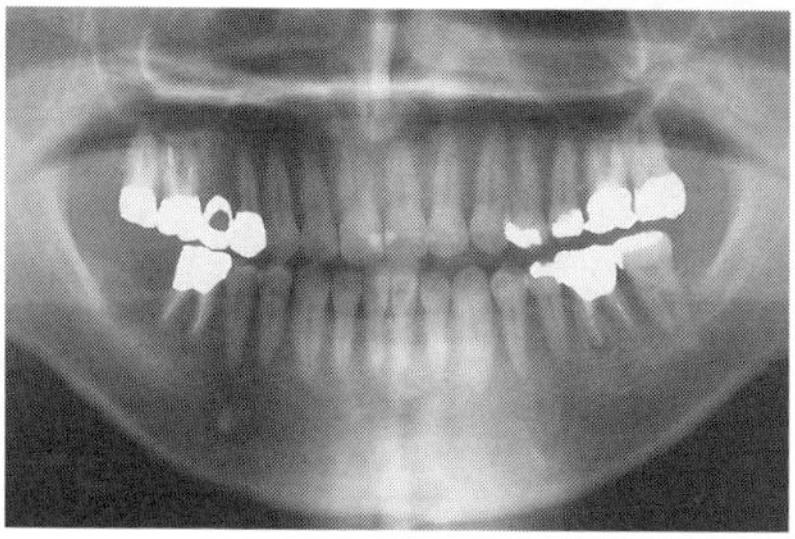

治療終了時のパノラマX線写真
(2010.12.25)

が改善されているので、本人は満足されています。

ヘバーデン結節

症例14 原因不明の顔の湿疹は完治、ヘバーデン結節は改善

患者様……女性（53歳）
初診……2011年11月9日
病名……不明
症状……顔面の湿疹。ヘバーデン結節（左手薬指の第1関節の腫れと痛み、右手人差し指の第1関節の腫れ）など
投薬……抗炎症剤の軟膏
病歴……2011年6月頃から、顔の湿疹、ヘバーデン結節ともに発症し、次第にひどくなってくる
失活歯……右上（4番、5番、6番）、左上（4番、5番）、右下（5番）、左下（6番、7番）
治療計画……左下（6番、7番）を抜歯。右上（4番、5番、6番）、左上（4番、5番）、右下（5番）に、3Mix－MP法を用いて再根管治療を行う

治療経過

2011年

11月9日　左上（5番）から治療開始

11月18日　左下（6番）は、歯を支持している骨がほとんどないため抜歯

11月21日　左上（5番）に3Mix－MPを3回置き、仮歯をセット

11月30日　左下（7番）は歯根が破折しているために抜歯

12月2日　皮膚科での血液検査の結果では、IgE（アレルギーの原因となる抗体）などのアレルギーのデータは正常。白血球の状態も正常

12月15日　右下（5番）に3Mix－MPを3回置き、仮歯をセット

2012年

1月16日　顔の湿疹はだいぶ良くなっている

1月31日　左上（4番）に3Mix－MPを3回置き、仮歯をセット

4月27日　左上（4番、5番）に最終的な歯をセット

5月17日　右下（5番）に最終的な歯をセット

6月1日　右上（6番）に3Mix－MPを4回置き、仮歯をセット

6月22日　右上（4番、5番）に3Mix－MPを3回置き、仮歯をセット

7月13日　右上（4番、5番、6番）に最終的な歯をセット。顔の湿疹はほとんど消失している。ヘバーデン結節は痛みが

消失し、腫れは小さくなってきている

著者のコメント

ヘバーデン結節は、手指の第1関節に痛みと腫れをともなう変形性関節症です。リウマチの場合は手指の関節では、痛みや腫れが第2関節にあらわれます。ヘバーデン結節は滑膜がなくなり、関節が動かなくなりますが、原因不明で、現在のところ治療法はありません。

この患者様の場合、顔面の湿疹は、皮膚科で血液検査をしても異常がありませんでした。

抗炎症剤の軟膏を塗るだけの治療で、まったく効果がありませんでした。しかし、歯原病の治療によって完治し、その後の再発もありません。

ヘバーデン結節の痛みは消失しましたが、腫れは2〜3年の経過を見てもほとんど変化はありません。少しは改善されたかなという程度です。関節の腫れが消えていくには、もっと時間がかかると思われます。

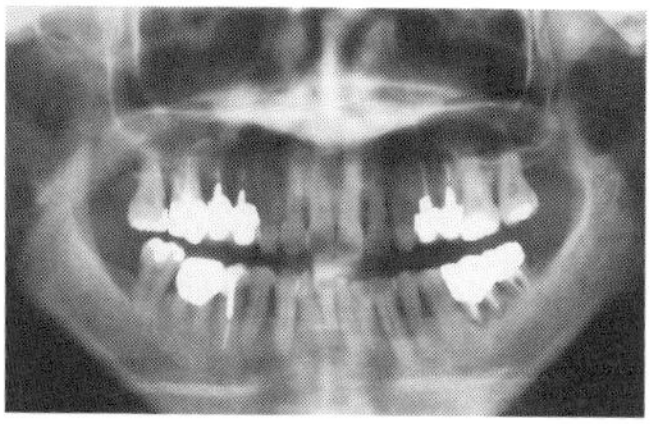

初診時のパノラマX線写真
(2011.11.1)

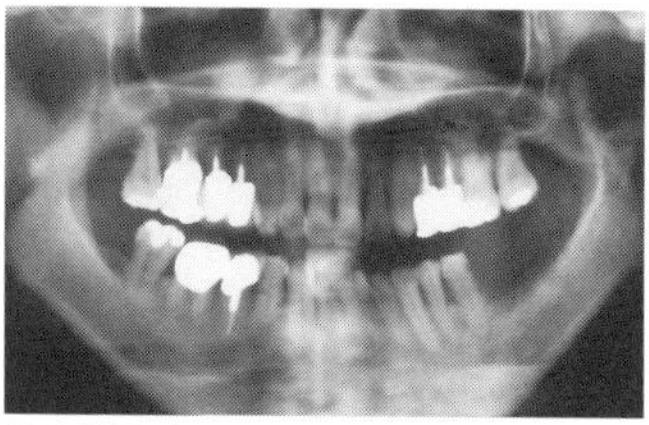

治療終了時のパノラマX線写真
(2012.7.13)

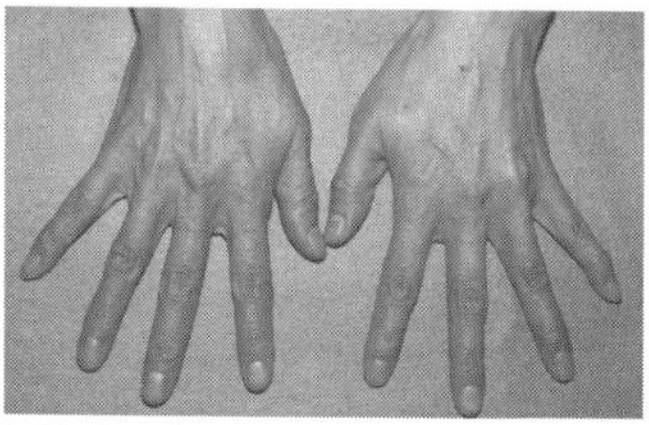

初診時の手の写真。ヘバーデン結節による左手薬指の第1関節、右手人差し指の第1関節に腫れがある

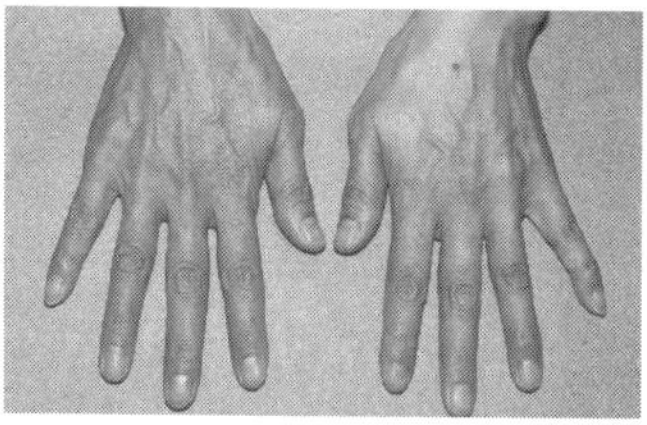

治療終了時の手の写真。ヘバーデン結節は痛みが消失し、腫れは小さくなっている

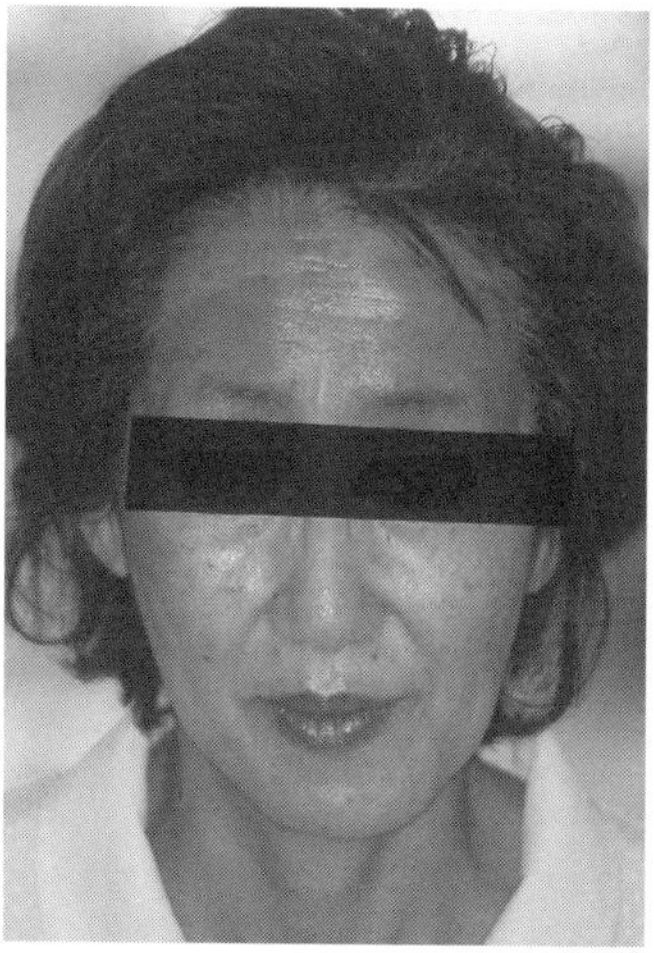

初診時の顔貌写真

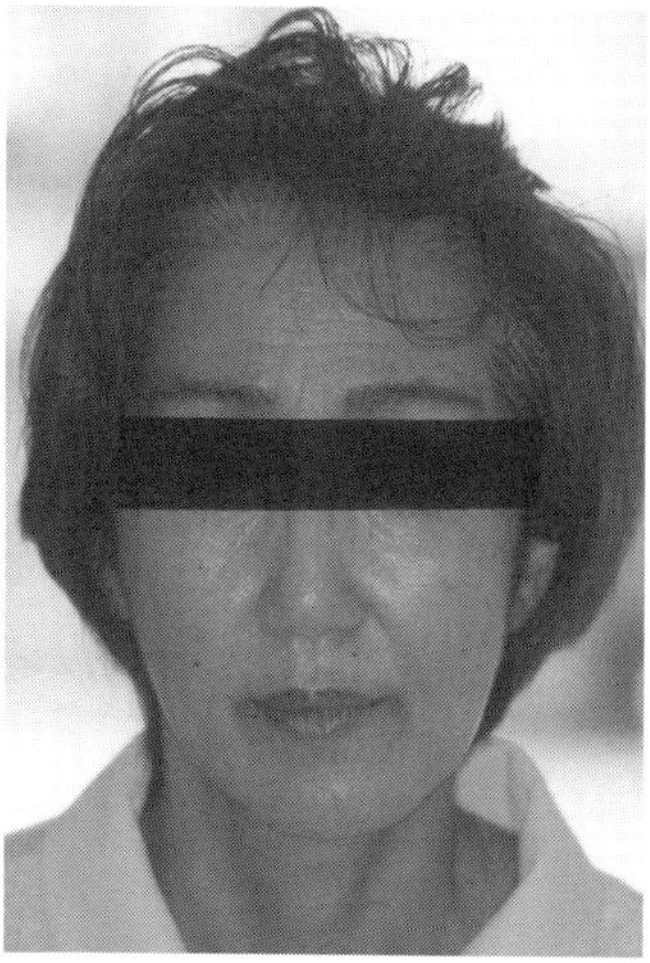

治療終了時の顔貌写真。カラーではなくモノクロのために変化はあまり分からないが、湿疹は完全に消えている

症例15

ヘバーデン結節の痛みは1年で消失、腫れも少しずつ小さくなっている

患者様……男性（60歳）

初診……2012年4月26日

病名……ヘバーデン結節

症状……両手の4本の指（親指以外）の第1関節の腫れと痛み

投薬……とくになし

病歴……2002年4月頃から、両手の4本の指（親指以外）の第1関節に鈍痛が出るようになる。起床時が最も痛い。その後、第1関節の腫れも出てきた。同年8月、整形外科でヘバーデン結節と診断されるが、治療法はないとのこと。10年の時間の経過とともに、少しずつ悪くなってくる。最近では、手に力を入れることができなくなり、重いものも持てなくなった

失活歯……左上（6番）、左下（6番）

治療計画……左上（6番）、左下（6番）に、3Mix-MP法を用いて再根管治療を行う

治療経過

2012年

5月9日　左下（6番）から、3Mix-MP法を用いて治療を開始

5月17日　左下（6番）に3Mix-MP

を3回置き、仮歯をセット

5月24日　左下（6番）に最終的な歯をセット

5月30日　左上（6番）の治療を開始

6月7日　左上（6番）に3Mix-MPを3回置き、仮歯をセット

6月14日　左上（6番）に最終的な歯をセット。右手の4本の指（親指以外）の第1関節の痛みは消えた。しかし、左手の4本の指（親指以外）の第1関節の痛みはひどくなった。好転反応と思われる

9月16日　右手の4本の指（親指以外）の第1関節の痛みはない。左手の4本の指（親指以外）の第1関節の痛みは80％ほどなくなる

2013年

1月9日　右手の4本の指（親指以外）の第1関節の痛みはない。左手の4本の指（親指以外）の第1関節の痛みは、日によって痛む指が変わる

4月17日　左手の4本の指（親指以外）の第1関節にかゆみが出てくる

6月3日　両手の、4本の指（親指以外）の第1関節の痛みはない。腫れは、少しずつだが小さくなってきている

著者のコメント

両手の4本の指（親指以外）の第1関節の痛みは、治療後1年ほどで消失しました。腫れは少しずつですが小さくなってきているも

のの、消えるまでは何年もかかるのではないかと思われます。

初診時と治療終了2年9カ月後の両手の写真を比較すると、たとえば、右手の人差し指の第1関節の腫れが明らかに小さくなっているのが分かります。他の第1関節の腫れも小さくなっています。

人間は関節の腫れ（変形）は我慢できますが、痛みは辛いものです。我慢できないうえ、さまざまな制限が発生します。痛みがなくなることには、大変な価値があると思います。

初診時のパノラマX線写真
(2012.4.26)

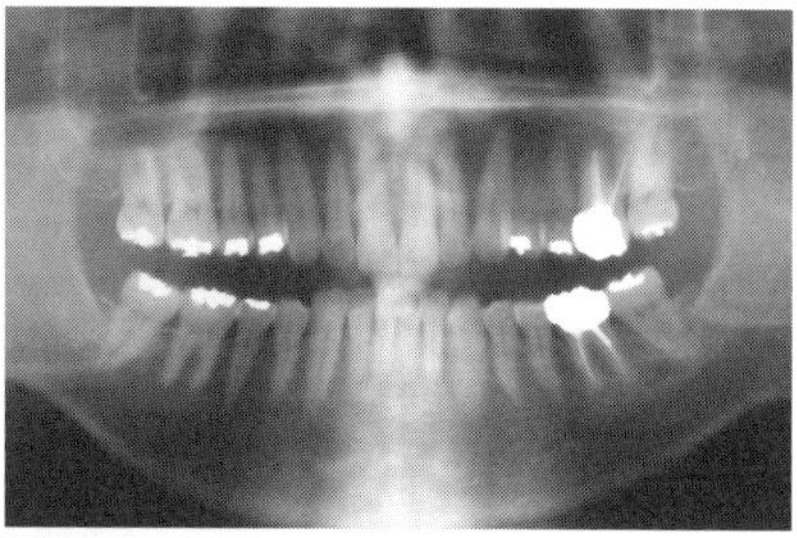

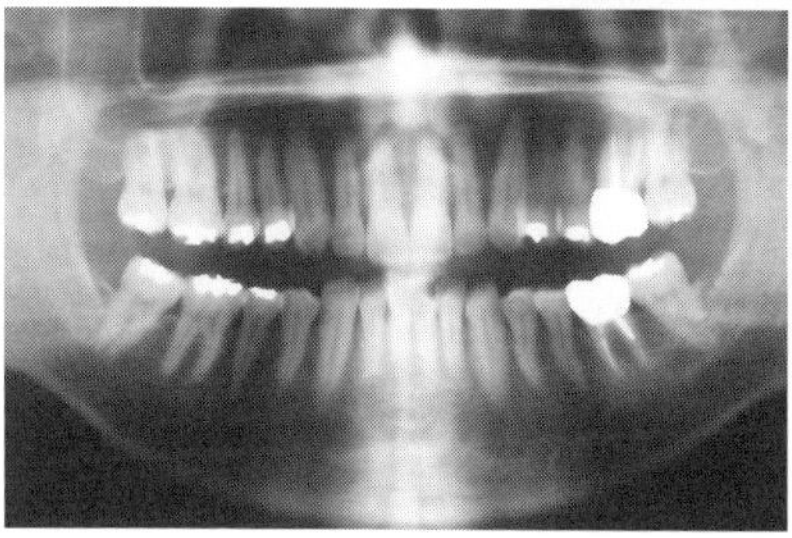

治療終了時のパノラマX線写真
(2012.6.21)

初診時の両手の写真。親指を除く両手の4本の指の第1関節に腫れがある

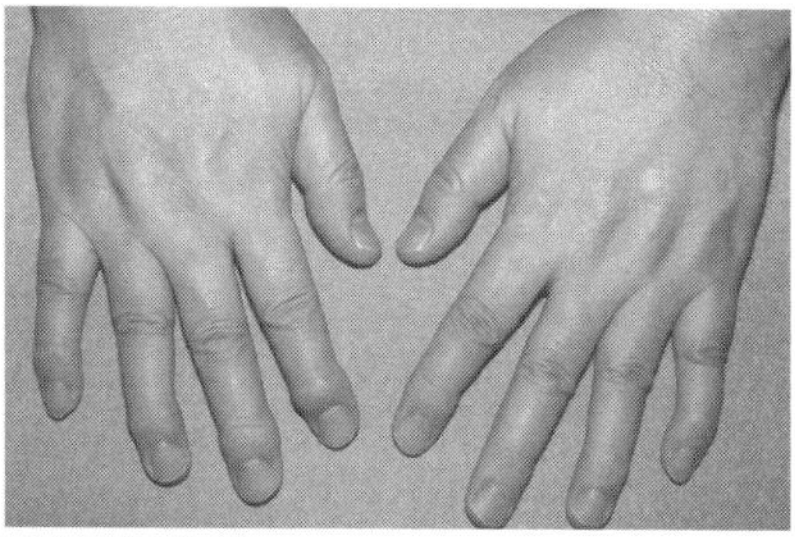

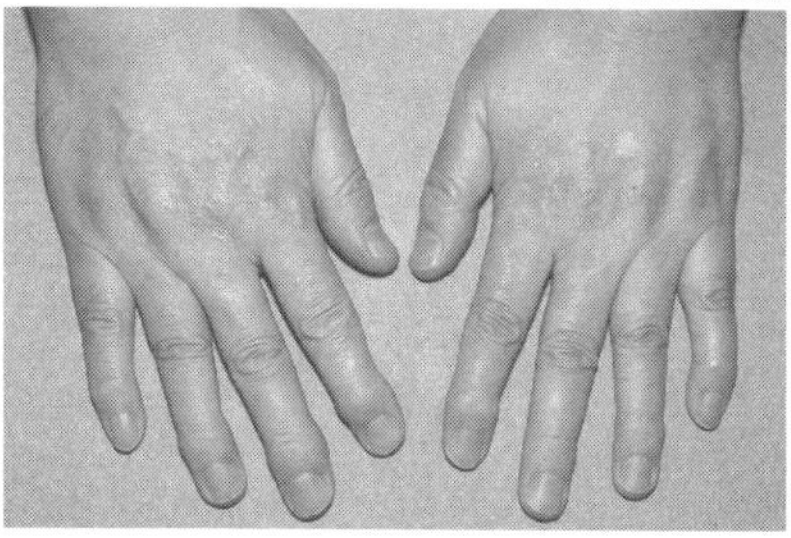

治療終了後約2年9ヵ月経過した両手の写真。左右の手ともに、第1関節の痛みはなく、腫れも徐々に小さくなってきている

症例16 ヘバーデン結節の痛みは2年で消失、腫れも少しずつ小さくなっている

患者様……男性（64歳）

初診……2011年4月19日、右上（7番）の自発痛で来院

病名……ヘバーデン結節

症状……右上（7番）の舌側にクラック（ヒビ割れ）があり、咬み合わせの痛みと自発痛がある。右下（6番）は違和感があるくらい。両手の4本の指（親指以外）の第1関節に腫れと痛みがあるが、病院を受診していないためヘバーデン結節の認識はない

投薬……とくになし

病歴……右上（7番）の自発痛は、1週間ほど前からある。右下（6番）の違和感は1カ月ほど前からある。両手の指の関節の腫れと痛みは2～3年くらい前からあり、段々とひどくなってきている

失活歯……左上（7番）、右下（6番）、左下（5番）

治療計画……右上（7番）を抜髄、3Mix-MP法を用いて治療。右下（6番）は近心根（二つの歯根のうち、前歯から近い歯根）のみを抜歯。左上（7番）、左下（5番）に、3Mix-MP法を用いて再根管治療を行う

治療経過

2011年

4月19日　右上（7番）を、クラックによる咬合痛と自発痛のために抜髄

4月26日　右上（7番）に3Mix-MPを1回置き、根管充填

5月10日　右上（7番）に仮歯をセット

6月18日　右下（6番）の近心根の根破折のため、近心根のみ抜歯

7月13日　右上（7番）に最終的な歯をセット

10月8日　右下（6番）の遠心根（二つの歯根のうち、前歯から遠い歯根）は咬み合わせの痛みがあり、咬み合わせ時の力に耐えられないとの判断で遠心根を抜歯のみ

11月4日　左下（5番）に3Mix-MPを3回置き、仮歯をセット。右手のヘバーデン結節の痛みがかなり楽になってくる。起床時に左手に痛みはあるが、右手にはない

11月9日　右下（5番、6番=欠損、7番）に仮歯（ブリッジ）をセット

11月29日　左上（7番）に3Mix-MPを3回置き、仮歯をセット。両手のヘバーデン結節の痛みがさらに軽くなってくる

12月26日　右手は、起床時の痛みが80%程度なくなる。左手は小指の第2関節に腫れと痛みがあり、第1関節は腫れがあるのみ

2012年

1月10日　左上（7番）、左下（5番）に最終的な歯をセット

1月23日　右下（5番、6番＝欠損、7番）に最終的なブリッジの歯をセット

1月30日　ヘバーデン結節の痛みはかなり軽くなり、腫れも小さくなる

2013年

8月3日　両手の痛み、腫れはさらに軽くなる。グー・チョキ・パーのグーができるようになる

2014年

6月28日　両手の痛みはほとんど消失する。腫れはさらに小さくなる

2015年

4月4日　腫れは少しずつだがさらに小さくなる

著者のコメント

関節の痛みは2年ほどで消失しましたが、腫れは3年経過した今でもまだあります。ただ少しずつ小さくなってきているため、もう少し時間をかければ腫れも消えると思われます。

初診時のパノラマX線写真
(2011.4.19)

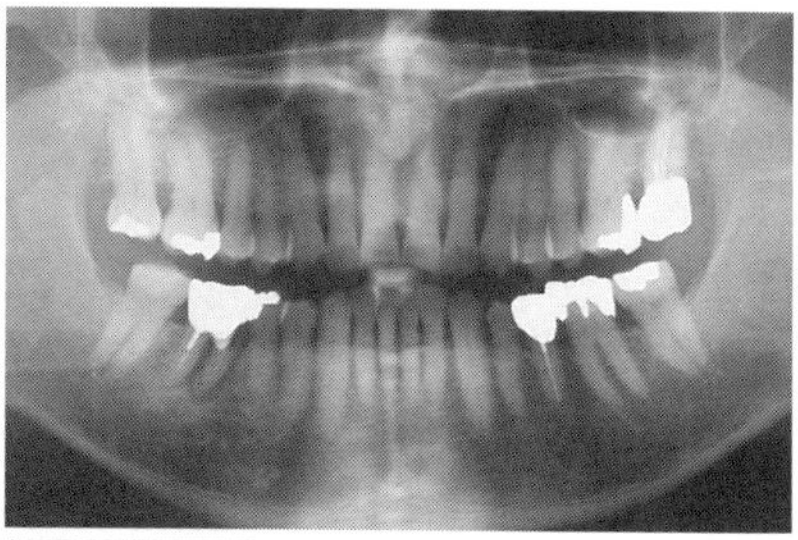

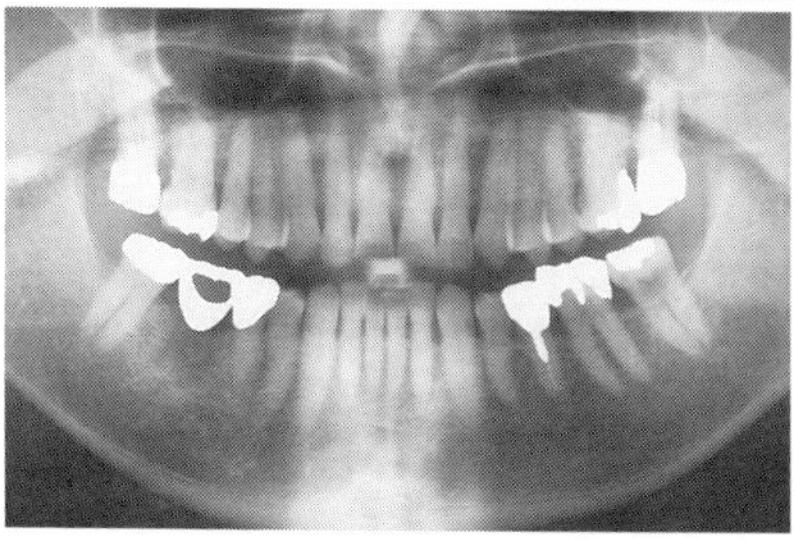

治療終了時のパノラマX線写真
(2012.1.23)

初診時の両手の写真。親指を除く両手の4本の指の第1関節に腫れがある

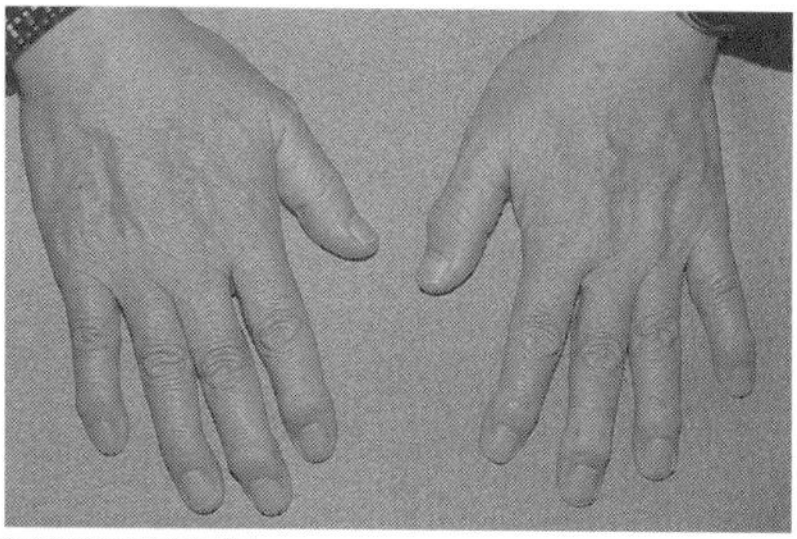

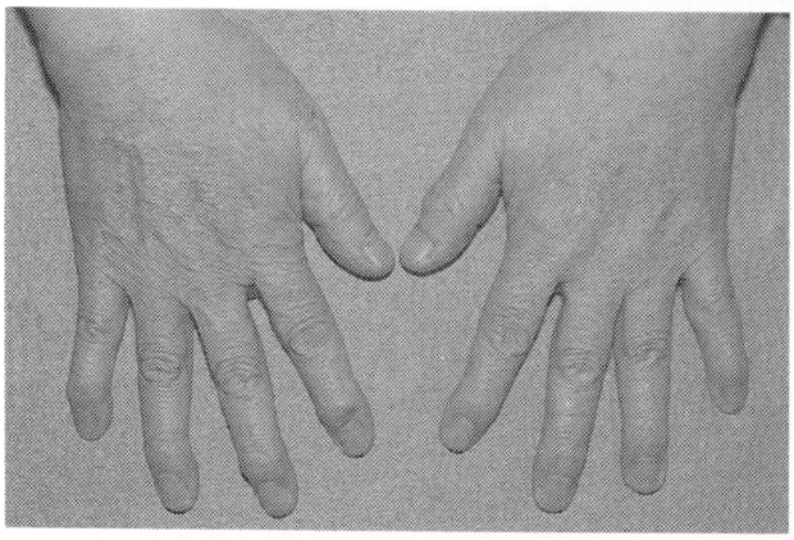

治療終了後約3年2ヵ月経過した両手の写真。両手の痛みはほとんど消失し、腫れは小さくなっている

その他の症状

症例17 全身性エリテマトーデスが改善

患者様……女性（48歳）
初診……２０１１年1月18日
病名……全身性エリテマトーデス（ＳＬＥ）
症状……全身の関節の痛み、腎臓・肝臓の機能低下など
投薬……プレドニン（ステロイド薬）10㎎／日、アダラート（冠血管拡張薬）５㎎／日、バイアスピリン（血行障害改善薬）１００㎎／日

病歴……26歳のとき、全身性エリテマトーデスを発症
失活歯……右上（2番、6番、7番）、左上（2番、7番）、左下（5番、7番）
治療計画……右上（2番、6番、7番）、左上（2番、7番）、左下（5番、7番）に、3Ｍｉｘ－ＭＰ法を用いて再根管治療を行う

治療経過

2011年

2月4日　左下（7番）から治療を始める
2月23日　左下（7番）に3Mix-MPを3回置き、仮歯をセット
3月23日　左上（7番）に3Mix-MPを3回置き、仮歯をセット
5月18日　右上（6番、7番）に3Mix-MPを2回ずつ置き、仮歯をセット
7月1日　左下（5番）に3Mix-MPを7回置き、仮歯をセット
8月5日　右上（2番）に3Mix-MPを3回置き、仮歯をセット
8月24日　左上（2番）に3Mix-MPを3回置き、仮歯をセット
9月7日　横向きに寝ることができるようになり、歩くことも少し楽になる。体調は良くなってきている
11月25日　最終的な歯のセットが終了
12月9日　布団で寝られるようになる。今までは畳の上にラグを敷いて寝ていた（布団で腰が沈むと寝られなかったため）。
投薬はプレドニン5〜7・5mg／日、アダラート5mg／日、バイアスピリン100mg／日と少し減少している

著者のコメント

血清アミロイドA蛋白は、全身性エリテマトーデスの指標となる検査項目です。CRPは、炎症を示すものです。身体の調子は良く

なり、薬の量は減ってきています。血液検査値も改善され、総合評価として改善されています。

初診時のパノラマX線写真
(2011.1.18)

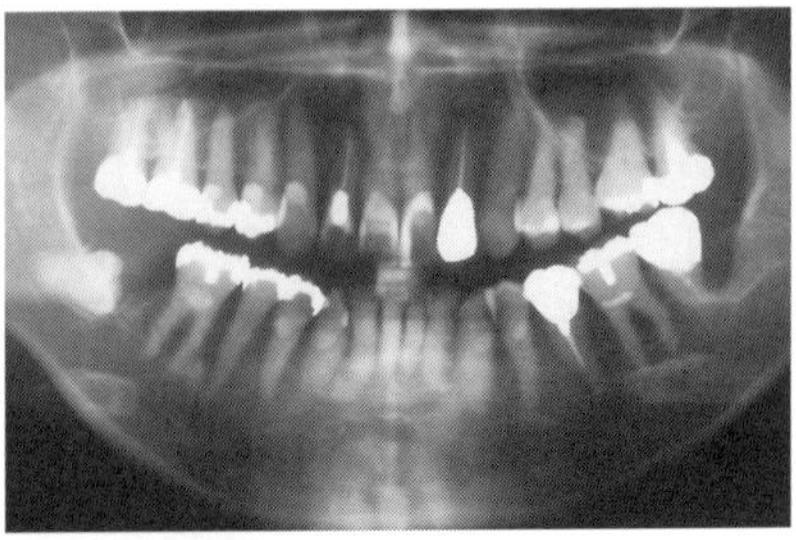

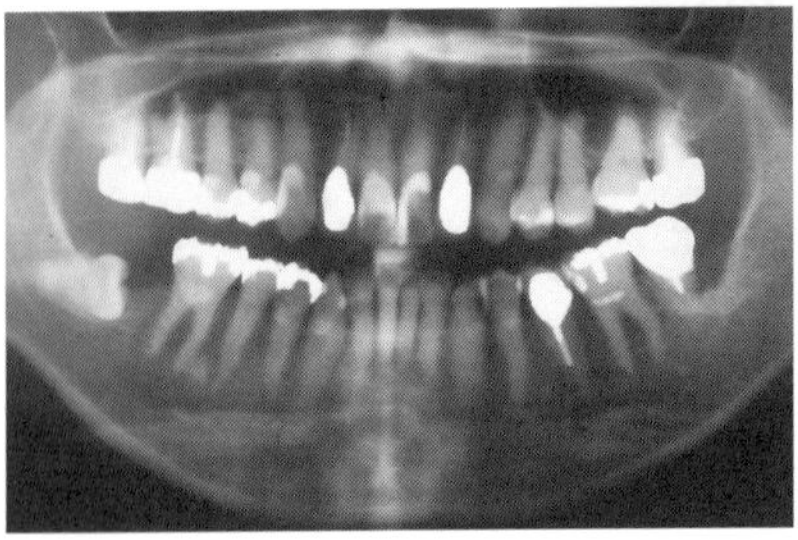

治療終了時のパノラマX線写真
(2011.11.25)

血液検査のマーカー

	血清アミロイドA蛋白（正常値8.0以下）	CRP（正常値0.3以下）
2011.2.15	14.7	0.14
12.9	8.2	0.13
2012.3.6	10.0	0.06

＊治療期間：2011.1.18～2011.11.25

尿検査

	潜血	タンパク尿
2011.2.15	卌	卌
12.9	+	±
2012.3.6	廾	+

症例18 **多発性筋炎が完治**

患者様……女性（51歳）
初診……2011年1月8日
病名……多発性筋炎
症状……服の脱着が難しい。左右交互に五十肩のような症状が出る。左足に力が入らない。左足が前に出にくい。階段の上がり下がりが苦しい（とくに下がりの際）。左手に力が入らない。重い鍋が持てないなど
投薬……セルベックス（健胃薬）のみ
病歴……2008年に大学病院で多発性筋炎、間質性肺炎と診断される。ステロイド治療を拒否し、他の方法を探す

失活歯……右上（1番、2番、3番）、右下（6番、7番）、左下（7番）
治療計画……右上（1番、2番、3番）、右下（6番、7番）、左下（7番）に、3Mix-MP法を用いて再根管治療を行う

治療経過

2011年

2月17日　右上（1番、2番、3番）に、3Mix-MPを5回置き、仮歯をセット

3月24日　右下（6番、7番）に3Mix

-ＭＰを３回置き、仮歯をセット。当院の20㎝の上がりかまちを乗り越えられるようになる

４月７日　服の脱着の変化はないが、左足に力が入るようになる

４月27日　左下（７番）に３Ｍｉｘ-ＭＰを３回置き、仮歯をセット

５月26日　全身状態は良くなっている

７月28日　最終的な歯のセットが終了

2012年

２月２日　両手足のすべての症状は消失している

著者のコメント

血液検査のＣＫ（クレアチンキナーゼ）は、筋肉のエネルギー代謝にかかわっている酵素です。女性では32〜１８０が正常値ですが、多発性筋炎では異常に高い数値になります。

２０１２年２月２日、すべての症状は消失していますが、血液検査では正常値になっていません。しかし、２０１３年４月４日の血液検査では正常値になっており、完治したと思われます。２０１４年４月３日のＣＲＰは測定していません。

初診時のパノラマX線写真
(2011.1.8)

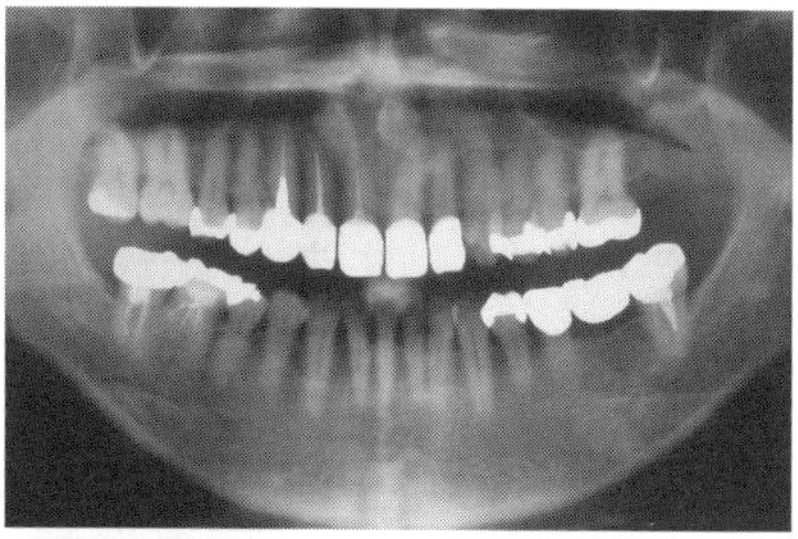

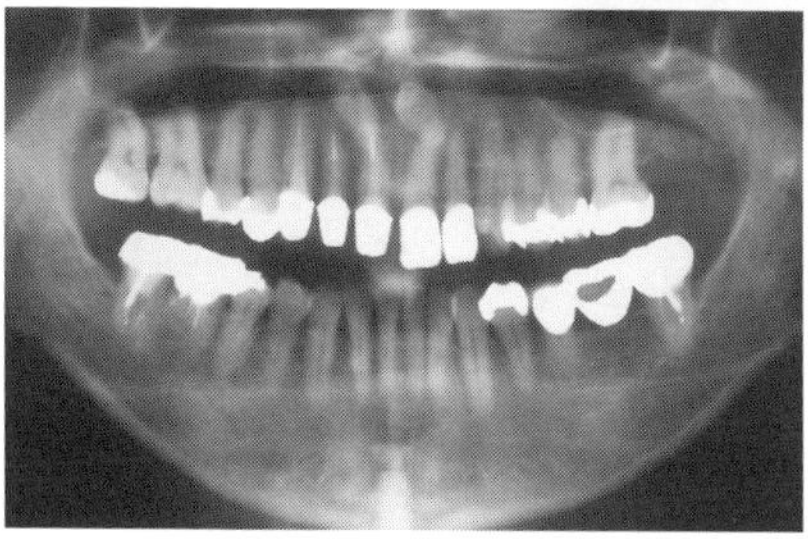

治療終了時のパノラマX線写真
(2011.8.2)

血液検査のマーカー

	CK (女性の正常値32~180)	CRP (正常値0.3以下)
2010.12.9	12,310	1.08
2011.4.21	8,274	0.25
9.11	2,461	0.26
12.8	1,364	0.64
2012.3.1	908	0.42
7.5	585	0.58
11.2	200	0.25
2013.4.4	116	0.49
10.3	47	0.27
2014.4.3	47	—

＊治療期間:2011.1.8〜2011.8.2

症例19

子宮筋腫、子宮内膜炎、子宮腺筋症の症状がかなり改善

患者様……女性（45歳）

初診……２０１０年８月17日、左上（５番）の自発痛で来院

病名……子宮筋腫、子宮内膜炎、子宮腺筋症、リウマチ

症状……生理のとき出血が多く、期間も長いために貧血を起こし、立てなくなる

投薬……リュープリン（注射薬）、ホルモン剤

失活歯……右上（６番）、左上（４番、５番）

治療計画……左上（５番）は舌側にずれて生えて、正常に咬み合っていないために抜歯。右上（６番）、左上（４番）は、３Ｍｉｘ－ＭＰ法を用いて再根管治療を行う

治療経過

2010年

10月19日　左上（５番）を抜歯

11月２日　左上（５番）を抜歯した10月19日の翌日から生理があったが、いつもより身体が楽だったと報告がある

11月22日　右上（６番）、左上（４番）の治療を開始

11月30日　右上（６番）、左上（４番）から、

3Mix-MP法による治療を開始。最近不正出血が多く、貧血気味との訴えがあり、好転反応であると説明する。11月30日のあと、不正出血は2~3日でとまったとのこと

12月13日　右上（6番）、左上（4番）に3Mix-MPを2回置き、築造を行う

12月27日　右上（6番）、左上（4番）に仮歯をセット。今回の生理では仕事は休んだものの、出血の量は普通で、以前ほど苦しくなかったと報告がある

2011年

2月19日　右上（6番）、左上（4番）に最終的な歯をセット。体調はすこぶる良好で、症状はほぼ消失したとの報告がある

12月10日　再来院し、次の報告がある。9月に入って生理時の出血が多くなり、ピルの服用を始めた。11月に入って左の肩、右の股関節、右の肘、右の手首の痛み、右手の甲の腫れなどの症状が出た。総合病院を受診したところ、リウマチ、膠原病と診断される。リウマトレックス（免疫抑制剤）6mg／週と鎮痛時にロキソニンを服用する。口腔内審査では、電気歯髄診断器で右下（8番）の歯髄壊死が確認された

12月16日　右下（8番）を抜歯。このあと、右手の親指が痛くて動かなかった

12月19日　右手親指の痛みは消失。前日

（18日）は、左の股関節が痛むために仕事を休む

2012年

2月12日　生理は正常になり、仕事もできる。右手の手首、親指がたまに痛くなる。左右の股関節は痛くなく、両側の足の親指、中指の付け根の裏が痛むため、ヒールの高い靴が履けない

2013年

2月9日　リウマチの症状はだいたい落ち着き、ハイヒールが履けるようになる。ただし、生理時の出血は多い。リウマトレックス6㎎／週を服用。口蓋扁桃は昔から悪いが、扁桃腺を摘出しても2～3割が再発するため、扁桃腺の摘出はしたくないとのこと

8月19日　リウマチの症状は消失し、生理も正常。リウマトレックス6㎎／週は服用を続ける

著者のコメント

この患者様は子宮筋腫、子宮内膜炎、子宮腺筋症の症状がすべて消失しました。

しかし、右下（8番）の虫歯が進み、歯髄壊死を起こしたことでリウマチを発症しています。本来、右下（8番）は積極的に抜歯したほうが良い歯のため、説明をしてすぐに抜歯を行いました。

好転反応が一時期あらわれましたが、リウマチのすべての症状は消失しました。血液検

査の結果は改善されていますが、まだまだ悪い状態です。口蓋扁桃の摘出をおこなえば、さらに改善されるのではないかと思われます。

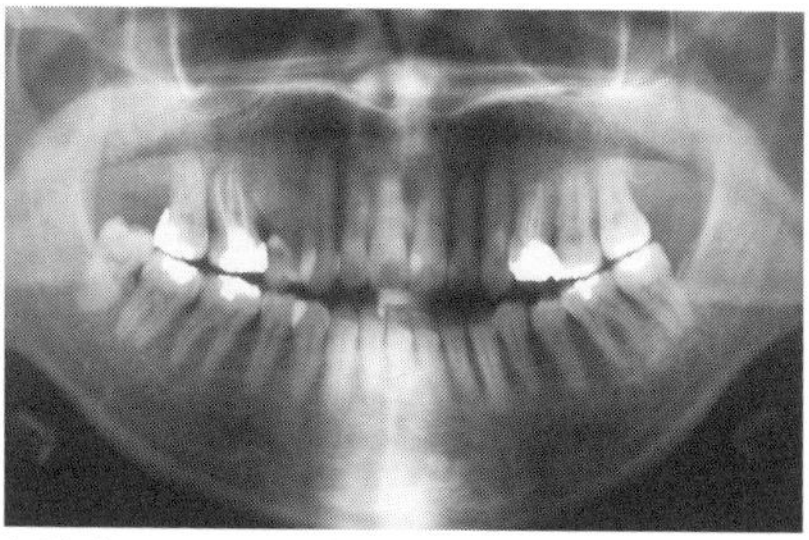

初診時のパノラマX線写真
(2010.8.17)

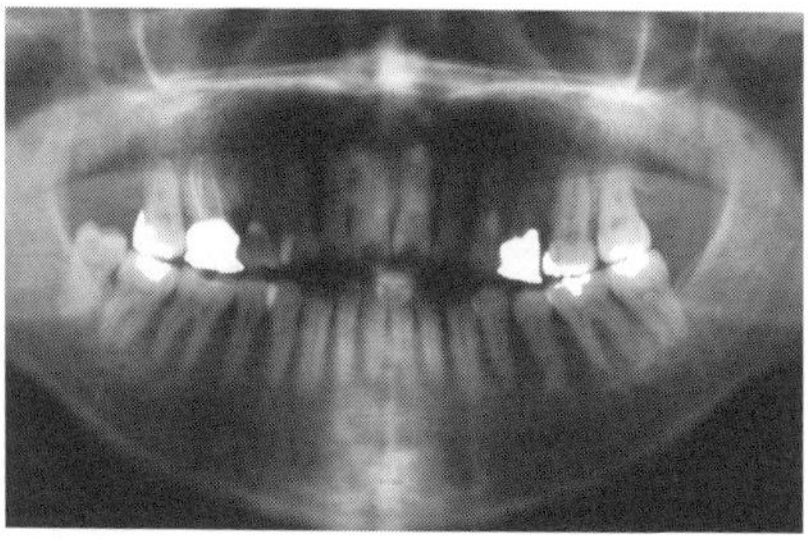

再来院時のパノラマX線写真
(2011.12.10)

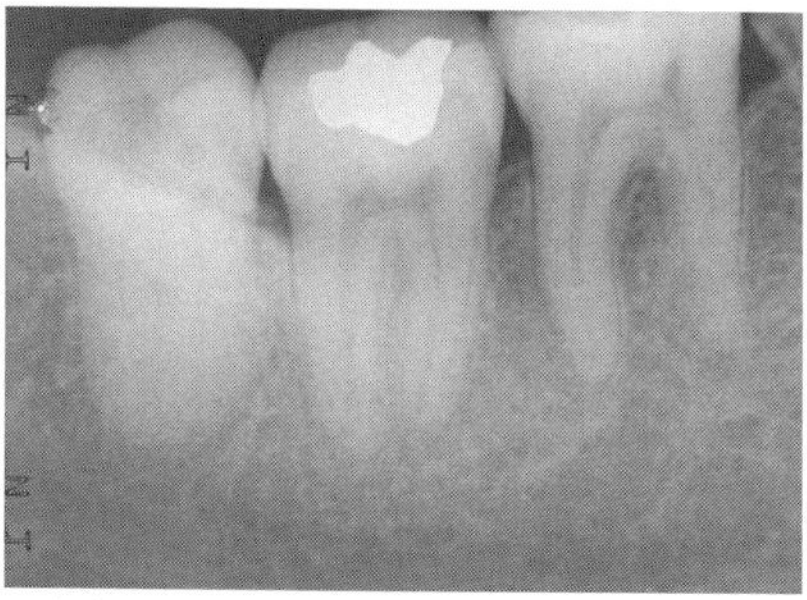

再来院時のデンタルX線写真

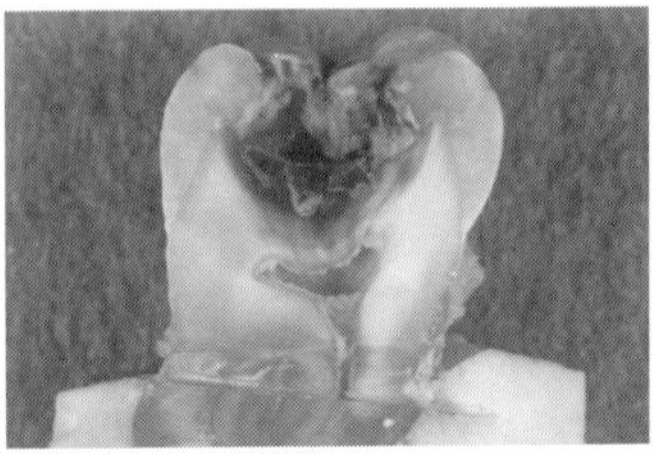

再来院6日後に抜歯した右下8番の虫歯。中の虫歯が意外に大きく、神経が壊死していた

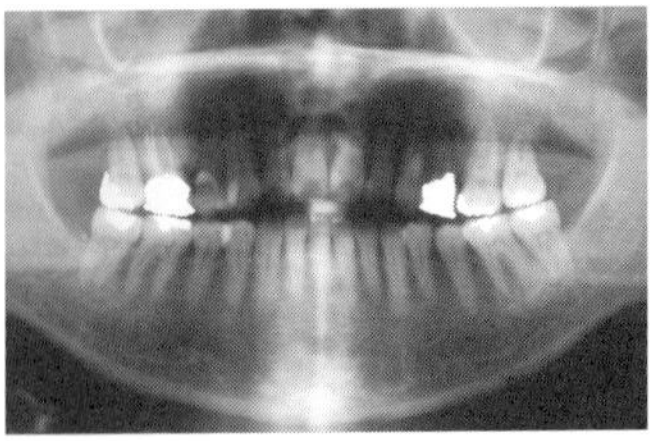

右下8番抜歯後4日目のパノラマX線写真（2011.12.20）

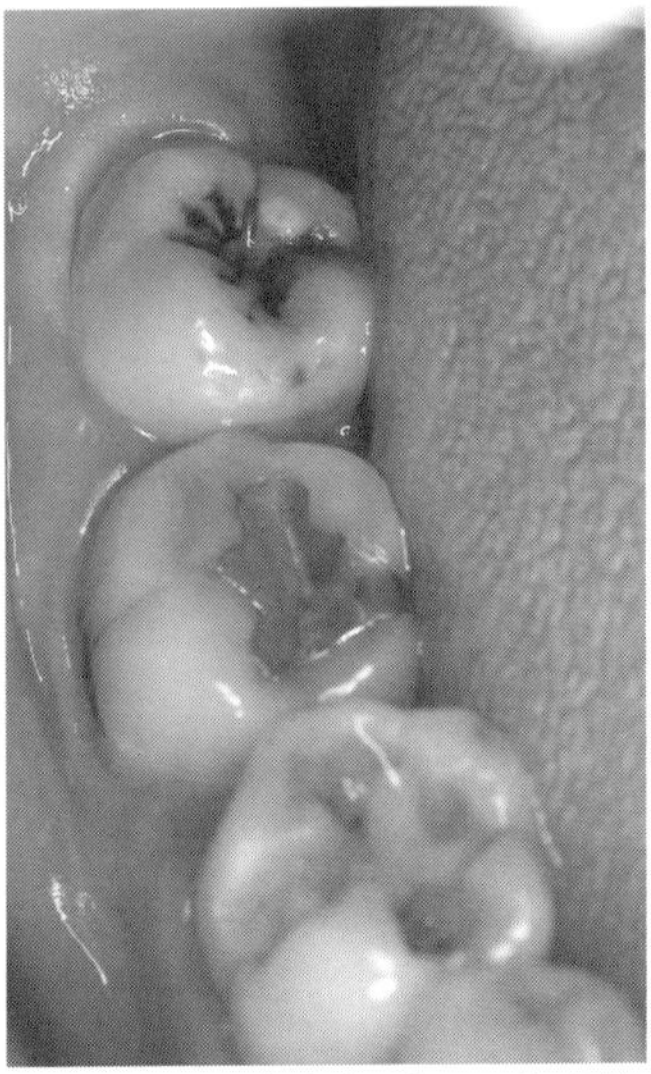

再来院時の右下8番の写真

血液検査のマーカー

	RF（正常値16未満）	CRP（正常値0.3以下）	抗CCP抗体（正常値5.0未満）
2011.11.14	300	0.65	92
12.5	342	0.05	132
2012.2.3	343	0.11	—
7.6	167	0.03	67.7
12.7	191	0.05	—
2013.2.18	202	0.04	53.1

＊再来院：2011.12.10〜2012.2.12

症例20

正常眼圧緑内障が完治

患者様……女性（64歳）
初診……2012年5月14日
病名……正常眼圧緑内障（左右とも眼圧は12で正常眼圧）
症状……左側の腰痛、左側の坐骨神経痛。右の肩甲骨の内側の疼痛
投薬……2012年3月から目薬を使用（緑内障のため）
病歴……2010年10月、緑内障と診断
失活歯……左上（3番）、右下（4番、7番）、左下（8番）
治療計画……左下（8番）を抜歯。左上（3番）と右下（4番、7番）に、3Mix-MP法を用いて再根管治療を行う

治療経過

2012年

5月28日　左上（3番）、右下（4番、7番）の3Mix-MP法による治療を開始。左下（8番）を抜歯
6月11日　腰痛・坐骨神経痛がひどくなってきたとの訴えあり。好転反応を説明し、了解を得る
6月19日　左上（3番）、右下（4番、7番）

に3Mix-MPを4回置き、仮歯をセット

7月10日　眼科の検査では変化なし

7月30日　右の肩甲骨の痛みは消失。他は変化なし

9月7日　左上（3番）、右下（4番、7番）に最終的な歯をセット。腰痛と坐骨神経痛の痛みはほとんど消失し、眼も明るく見えるようになる

2013年

4月　眼科での検査で緑内障は認められず、正常と告げられる

著者のコメント

この患者様は、治療の回数を少なくするために、3Mix-MP法で左上（3番）、右下（4番、7番）を同時に治療しました。腰痛、坐骨神経痛の症状が好転反応で一時的に悪くなりましたが、完治しています。また、正常眼圧緑内障は治療終了時には明るく見えるようになった状態でしたが、7ヵ月後の眼の検査では緑内障が完治、正常になっています。

初診時のパノラマX線写真
（2012.5.14）

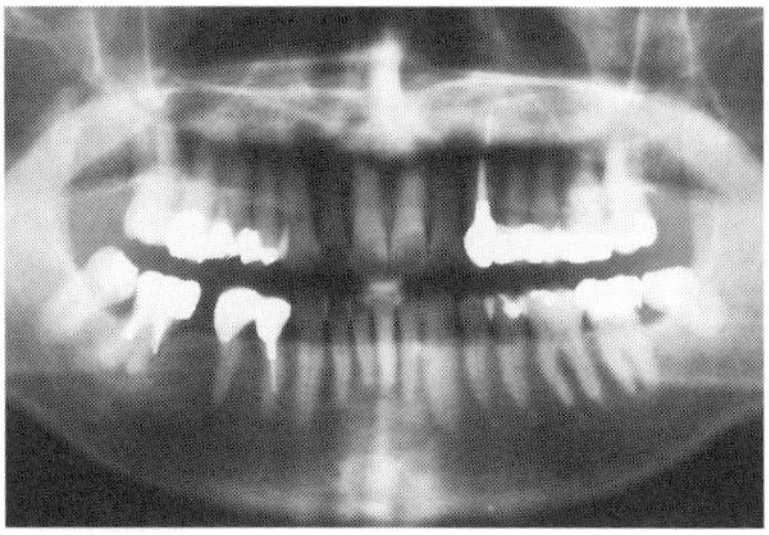

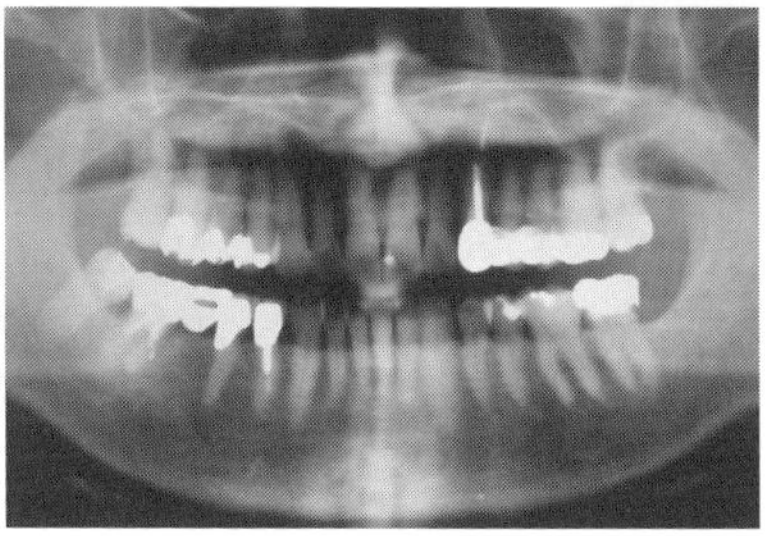

治療終了時のパノラマX線写真
（2012.9.7）

症例21 湿疹、肉芽腫性口唇炎、両膝の痛み、その他の諸症状がかなり改善

患者様……女性（71歳）

初診……2014年6月4日

病名……ヘルペス性湿疹、肉芽腫性口唇炎、両膝内側大腿骨骨端の骨壊死

症状……肛門周囲の湿疹（1年中）。下口唇の肥大（口の中の灼熱感、寝るときは氷を含んで口の中を冷やさないと眠れない。唇の乾燥、食事のとき箸が唇に当たると痛いために苦労する）。起床時に両手のこわばり。朝だけの下痢。両膝の内側の大腿骨骨端の骨壊死（このため、歩くと痛いが、サポーターをすると軽減される。正座はできない。小走りはできるが、そのあとだるくなる）など

投薬……タリオン錠（抗アレルギー剤）20mg／日、リカルボン錠（ビスフォスフォネート系薬剤＝骨を強くする薬）50mg／日、メチコバール錠（ビタミンB12）1500mg／日、バルトレックス錠（抗ウイルス剤）1000mg／日、当帰四逆加呉生姜湯7・5g／日、ハルシオン錠（睡眠導入剤）0・25mg／日、レバミピド錠（健胃剤）30mg／日

病歴

・ヘルペス性湿疹に関して……1994年9月に痔の手術。2010年7月、肛門周囲の

ヘルペス性湿疹。毎月5日間、バルトレックス1000㎎／日を服用するが、次第に治らなくなってくる。その後、1年中湿疹が出る。月に5日間のバルトレックス内服とアラセナA軟膏を塗り続けているが、効かなくなってきた

・肉芽腫性口唇炎に関して……2013年7月、肉芽腫性口唇炎と診断される。10月、大学病院で組織の生検をおこなうが、異常なしと診断される。セレスタミン（ステロイドと抗ヒスタミンの合剤）、タリオン錠を服用するが効かなかった

・両膝の内側の大腿骨骨端の骨壊死に関して……2008年3月、診断が下る。2014年9月、骨壊死の部分が大きくなっているとのこと

失活歯……右上（1番、5番）、左上（1番、2番、4番）、右下（5番、6番、7番）、左下（4番、5番）

治療計画……右上（1番、5番）、左上（1番、2番、4番）、右下（5番、6番、7番）、左下（4番、5番）に、3Mix-MP法を用いて再根管治療を行う

治療経過

2014年

7月2日　右下（7番）に3Mix-MP法を用いて治療を開始する

7月4日　7月2日のあと、両手の小指の第1関節の腫れ、右の足首の腫れが出る。

これは好転反応と思われる

7月9日　唇の違和感、熱感が消失する。箸を使っての食事ができるようになる。肛門周囲の湿疹と軟便が治ってくる。

7月15日　右下（7番）に3Mix－MPを3回置き、仮歯をセット

7月18日　右下（6番）の治療を開始する

7月22日　「まみむめも」の発音がしやすくなる。「まみむめも」は唇を使う発音のため、以前は発音しづらかった

7月29日　7月22日のあと、下口唇と肛門周囲の湿疹がひどくなったが、バルトレックスの効きが良くなる。3日間の服用で治った

8月5日　右下（6番）に3Mix－MPを3回置き、仮歯をセット。右足の甲の座りダコのようなガングリオン（結節腫＝良性の腫瘍で、硬い袋状のコブ）が小さくなってくる。左足の甲にも、右の足より小さいものがあったが、完全になくなった

8月20日　右下（5番）の治療開始。最近、体調はあまり良くない。入眠時、氷を口に含まないと眠れないようになっている

8月22日　氷を口に含まなくても眠れるようになる

8月29日　寝ているとき、両足の指の先がジンジンする痛みがほとんど治る

9月2日　右下（5番）に3Mix－MPを3回置き、仮歯をセット

9月19日　左下（5番）に3Mix-MPを3回置き、仮歯をセット
10月14日　左下（4番）に3Mix-MPを4回置き、仮歯をセット
10月17日　両手の小指の第1関節の腫れは少し改善。右足首のガングリオンはかなり小さくなる。下口唇の腫れぼったい感じはかなり減る。肛門周囲の湿疹は少しは改善される
10月24日　右下（5番、6番、7番）に最終的な歯をセット
11月7日　左下（4番、5番）に最終的な歯をセット
11月17日　右上（1番）、左上（1番、2番）の治療を開始
11月28日　右上（1番）、左上（1番、2番）に、3Mix-MPを4回置く。右上（1番、2番＝欠損、3番）にブリッジの仮歯をセット、左上（1番、2番）に仮歯をセット
12月5日　右上（5番）の治療を開始。両膝の痛みが消失。何十年もあった両側の肩こりが消失
12月19日　右上（5番）に3Mix-MPを3回置き、仮歯をセット

2015年

1月5日　左上（4番）の治療を開始。バルトレックスはまったく飲まずにきている。両膝の痛みもまったくない。下口唇は少し腫れぼったい感じがある

1月17日　肛門周囲に湿疹が出たため、バルトレックスを7錠飲む
1月21日　左上（4番）に3Mix-MPを3回置き、仮歯をセット
2月6日　右上（5番）、左上（4番）に最終的な歯をセット
2月24日　右上（1番、2番＝欠損、3番）に最終的なブリッジの歯をセット、左上（1番、2番）に最終的な歯をセット
3月24日　バルトレックスを4錠飲む
3月27日　下口唇は少し腫れるときがあるが、それ以外に症状はない。肛門周囲の湿疹はときどき出るが、バルトレックスがすぐに効くようになっている。膝の痛みはまったくない。両足の冷えがなくなった

現在の薬は、アンプラーグ（血流を良くする薬）200mg／日、メチコバール錠1500mg／日、ハルシオン錠0・25mg（ときどき服用）、レバミピド錠10mg（ときどき服用）

著者のコメント

肛門周囲の湿疹、肉芽腫性口唇炎はかなり改善され、両膝の内側の痛みは完治しています。また、その他の朝の下痢、両側の長い間の肩こり、起床時の両手のこわばり、両足の冷えなども完治しました。失活歯がさまざまな症状を引き起こしていたと思われます。投薬の量も減っています。

初診時のパノラマX線写真
（2014.6.4）

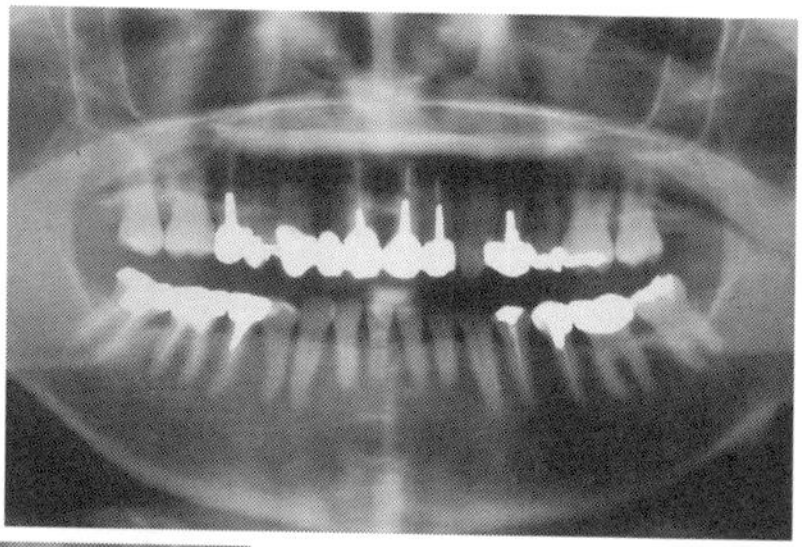

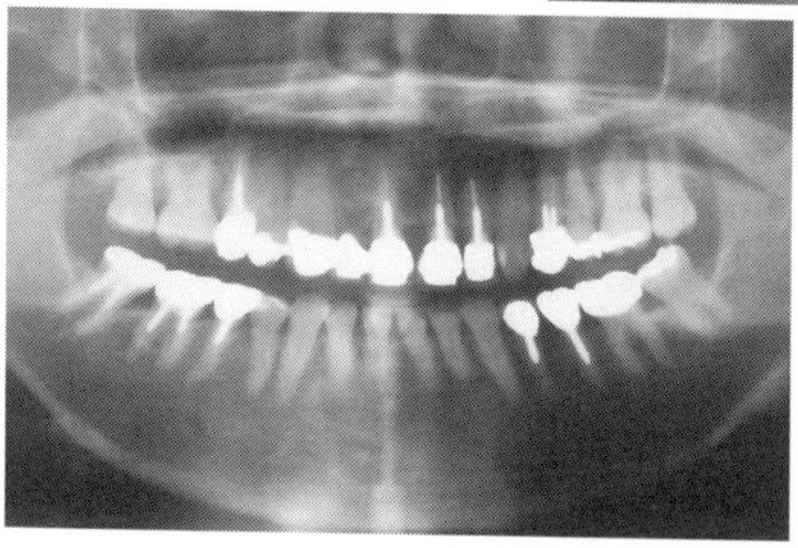

治療終了時のパノラマX線写真
（2015.2.24）

初診時の唇の写真。下口唇に腫れがある

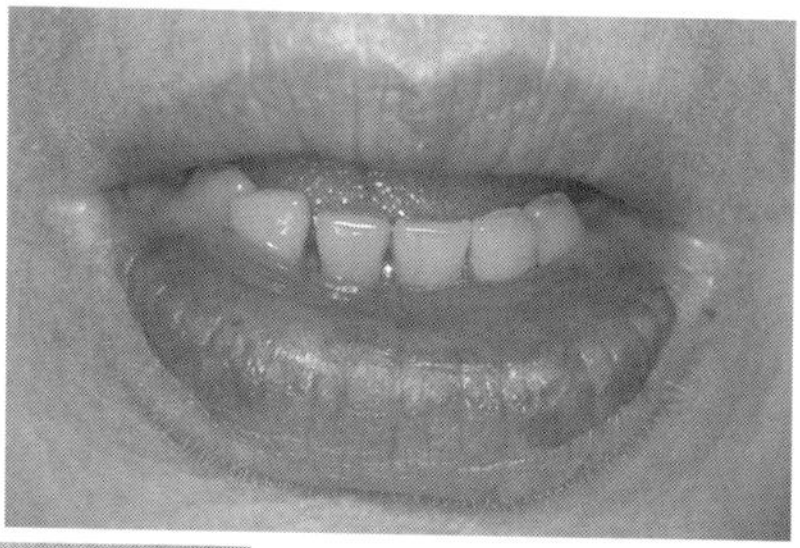

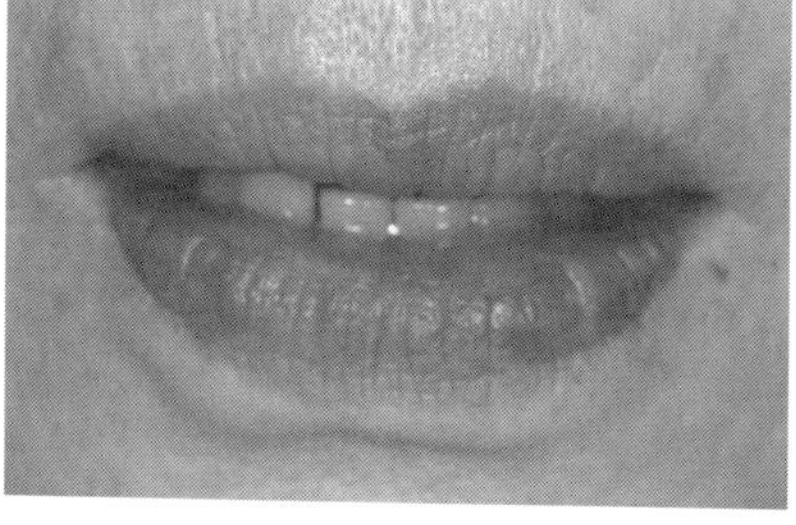

治療終了時の唇の写真。下口唇の腫れは改善されている

症例22

副甲状腺機能亢進症が改善

患者様……男性（53歳）

初診……2011年9月7日

病名……副甲状腺機能亢進症、右側副甲状腺腫の疑い

症状……右側の副甲状腺が8～10㎜ほど（普通は5㎜くらい）になっている。他の症状はない

投薬……とくになし

病歴……自覚症状がないため、気づくのが遅くなったが、10年以上前からあったと思われる。2009年、副甲状腺機能亢進症と確定診断される

失活歯……左下（6番）のみ

治療計画……左下（6番）に、3Mix‐MP法を用いて再根管治療を行う

治療経過

2011年

9月13日　左下（6番）に、3Mix‐MP法を用いて治療を開始

10月11日　左下（6番）に3Mix‐MPを5回置き、仮歯をセット

11月2日　左下（6番）に最終的な歯をセット

11月8日　治療終了

著者のコメント

副甲状腺は小さく、摘出手術は非常に難しいとのこと。血中カルシウム濃度（正常値8・7〜10・3）が11を超えると手術の適応になるとのことで、「半年に一度の血液検査はいつも死刑台に上るような心境だ」と語っていました。しかし、歯原病の治療のあと、「正常値になったので安堵感が大きい」と感想を漏らされていました。正常値になったため、副甲状腺の手術は回避できています。しかし、副甲状腺ホルモンの量は初診時よりも減少はしているが、正常値よりも多い状態です。

初診時のパノラマX線写真
(2011.9.7)

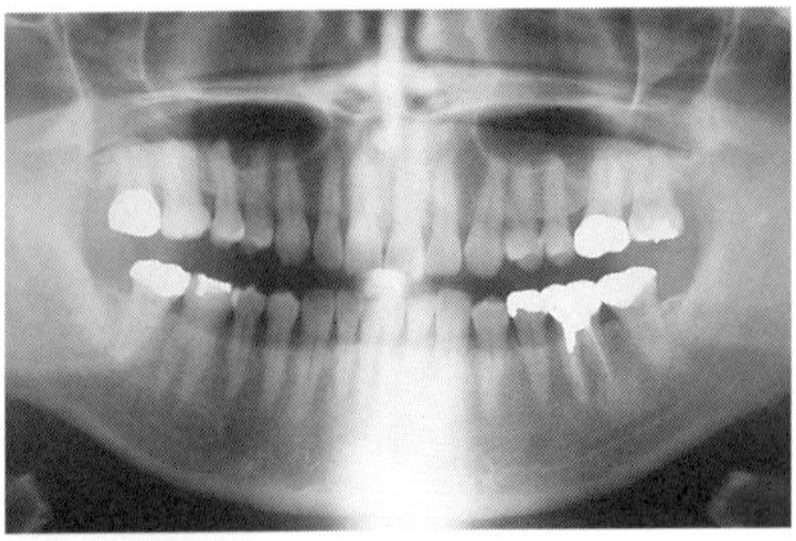

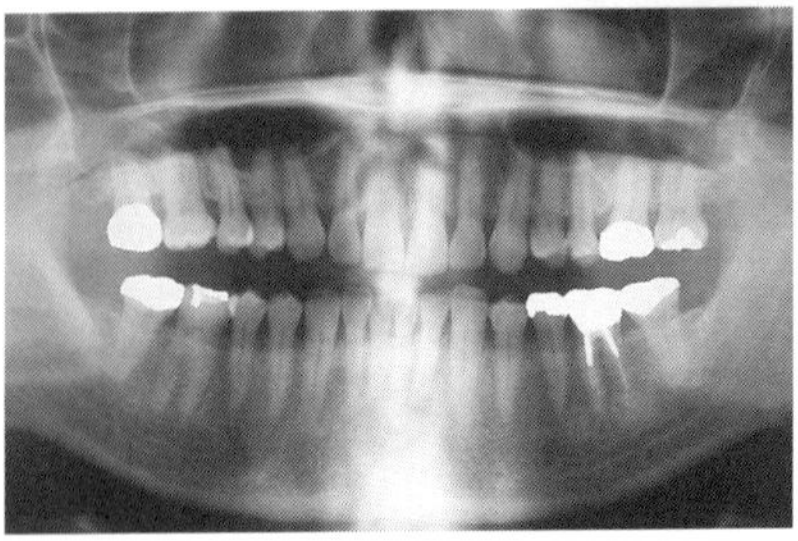

治療終了時のパノラマX線写真
(2011.11.8)

血液検査のマーカー

	Ca (正常値8.7~10.3)	PTH〈インタクト〉(正常値10~65)
2010.11.29	10.9	179
2011.7.4	10.4	114
12.3	9.5	145
2012.5.12	10.4	106
12.1	10.8	113
2013.5.18	10.2	148
12.7	10.2	128
2014.5.24	10.0	159

＊治療期間:2011.9.13～11.8

副甲状腺ホルモン(PTH)は、骨からカルシウムを取り出す作用を持っている。そのため、PTHが多いと血中のカルシウム濃度(Ca)が高くなる

症例23 秋・冬・春に苦しんだ10年来の気管支喘息が完治

患者様……男性（69歳）

初診……2013年4月26日

病名……気管支喘息

症状……秋・冬・春の季節になると、入眠時や睡眠中に咳が出る

投薬……ミカルディス錠（血圧を下げる薬）20mg／日、ザイロリック錠（尿酸の生成を抑える薬）100mg／日、トライコア錠（コレステロールを下げる薬）80mg／日、ウラリットU配合錠（尿をアルカリ性にする薬）3包／日

病歴……2003年頃から、秋・冬・春の季節に入眠時や睡眠時に咳が出るようになる。2011年3月、咳がひどくなったため内科医院を受診して気管支喘息と診断される。夜、寝る前に、吸引器で気管支拡張剤を使用するようになる。しかし、咳は依然として出ている。内服薬はもらっているが、服用していない

失活歯……右上（6番、7番）

治療計画……右上（6番、7番）に、3Mix－MP法を用いて再根管治療を行う

治療経過

初診時のパノラマX線写真
（2013.4.26）

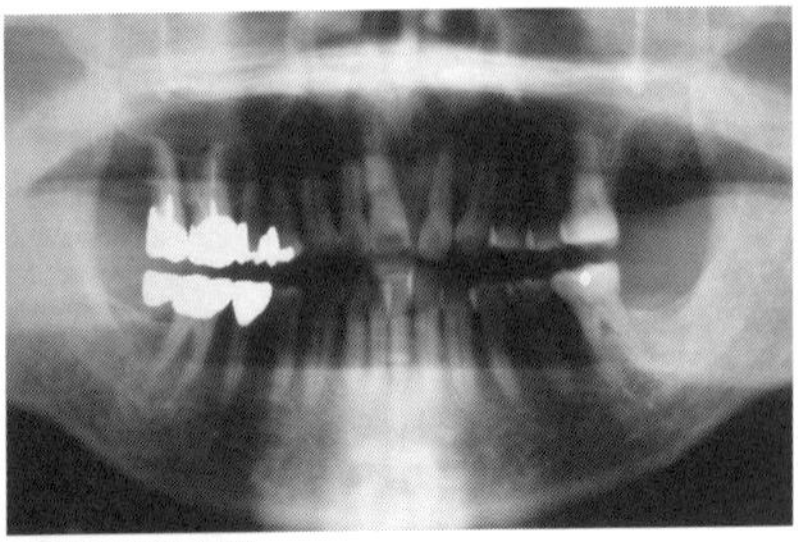

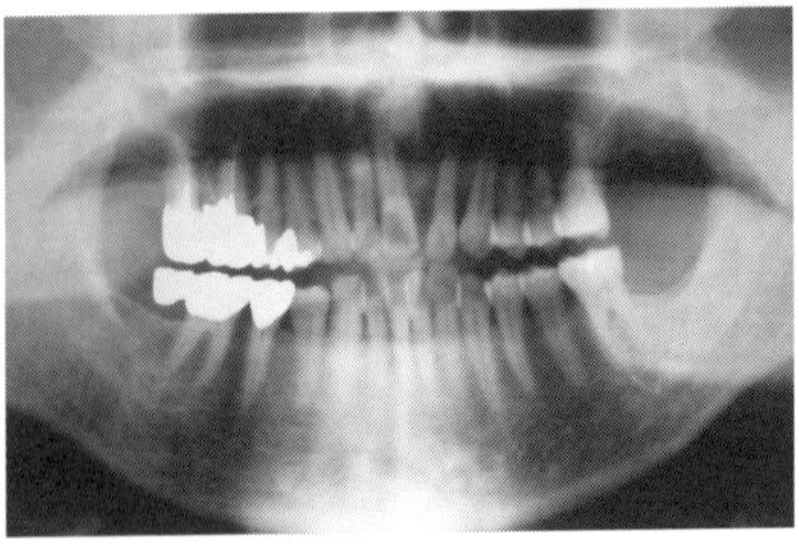

治療終了時のパノラマX線写真
（2013.7.11）

2013年

5月31日　右上（7番）に3Mix－MPを3回置き、仮歯をセット
6月18日　右上（6番）に3Mix－MPを3回置き、仮歯をセット
7月8日　右上（6番、7番）に最終的な歯をセット

著者のコメント

治療終了後の秋から咳がまったく出なくなり、気管支拡張剤も使っていません。気管支喘息は完治したと考えられますが、服用薬はそのまま飲んでいます。

症例24 診断名がつかなかった全身の疼痛が改善

患者様……女性（51歳）
初診……2013年2月28日
病名……診断名はなし
症状……全身の疼痛。頭（頭頂部、左右側頭部、左側後頸部）の痛み。セミが鳴くような左右の耳鳴り。舌の両側の痛みとしびれ（舌の奥がつったり、舌をよく咬む）。手（右手の人差し指が痛くてたまらないときがある。左手中指の第1、第2関節に気持ち悪い感覚がある）。右手でコップを取ろうとすると、左足の後ろが上から下まで痛む。左足の親指と小指、右足の親指がときどき痛くなる。階段の上がり下がりでは、下がりのほうが苦手。心臓がときどき痛む。左肘がときどき痛むなど
投薬……ロキソニン（量は不明）の内服とロキソニンテープの併用
病歴……2012年6月17日、交通事故に遭う。頸椎、腰椎の捻挫、または打撲との診断。このあとの1カ月間、尿が出にくくなる。同年7～11月、首から下に原因不明のジンマシンが出たが、現在は出なくなっている。現在の症状（全身の疼痛）と交通事故との関連は不明

失活歯……左上（6番）、右下（7番）、左下（7番）

治療計画……左下（7番）は根尖病巣が大きく、保存不能と判断して抜歯。左上（6番）、右下（7番）に、3Mix‐MP法を用いて再根管治療を行う

治療経過

2013年

3月2日　左下（7番）を抜歯。病巣をしっかり除去する

3月4日　頭頂部の痛みと、右の側頭部の痛みが軽くなる。左の側頭部と後頸部の痛みがなくなる

4月20日　左上（6番）に3Mix‐MPを3回置き、仮歯をセット

6月10日　右下（7番）に3Mix‐MPを4回置き、仮歯をセット。左右側頭部の痛みが消失。舌の両側の痛みとしびれが消失。舌をよく咬むこともなくなり、舌の奥がつることもなくなる。セミが鳴くような耳鳴りが軽くなる。左手中指の第1、第2関節の気持ち悪い感覚が消失。薬はすべてやめている

7月8日　右下（7番）に最終的な歯をセット

7月22日　左上（6番）に最終的な歯をセット

7月30日「身体の調子は良い」との報告がある

12月13日「身体全体のさまざまな症状が、ひと皮むけて楽になった」という感じとの報告がある

著者のコメント

交通事故に遭ってから全身の疼痛が発生しましたが、因果関係は不明です。歯原病の治療で改善が見られたので、歯原病の症状が交通事故を契機に表われたのではないかと思えないこともありません。このあとの経過は、来院がなく不明です。血液検査のデータもわかりません。

初診時のパノラマX線写真
(2013.2.28)

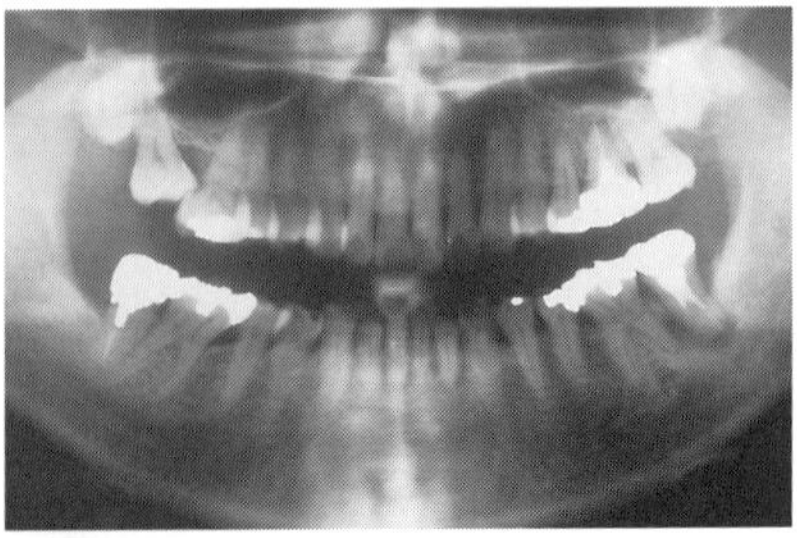

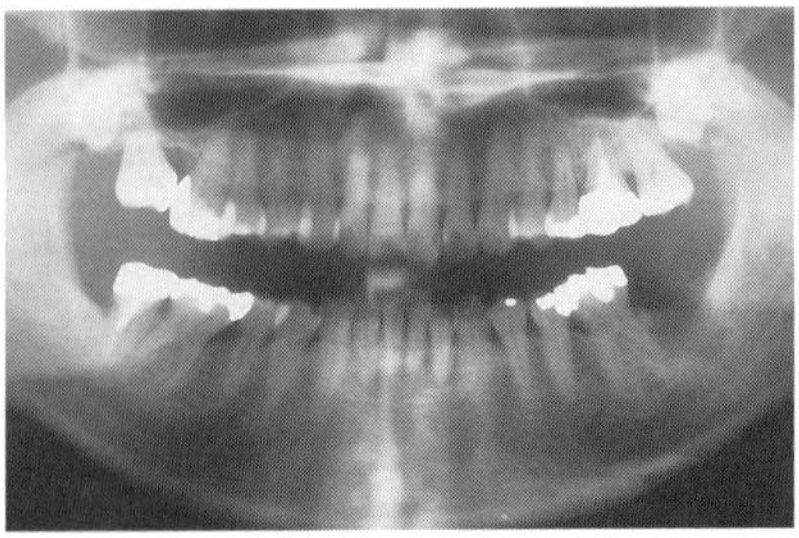

治療終了時のパノラマX線写真
(2013.7.22)

血液検査のマーカー

	血清アミロイドA蛋白(正常値8.0以下)	RF(正常値16未満)	CRP(正常値0.3以下)
2012.10.18	13.6	—	—
2013.4.2	8.9	2.0	0.1

＊治療期間:2013.3.2〜7.30

第4章

症例集2

一部の失活歯を治療した場合

本章で紹介する症例について

私は歯原病の治療では、すべての失活歯に３ＭｉｘーＭＰ法をおこなうべきだと考えています。

しかし、様々な事情により、失活歯のうち、歯根に病巣（根尖病巣）を持っている歯だけに治療をおこなうケースもあります。この方法でも、歯原病のさまざまな症状はかなり改善されます。その結果に驚き、治療の続きを、残りの他の失活歯にも希望する患者様もおられます。

本章では、一部の失活歯に３ＭｉｘーＭＰ法を行ない、歯原病の症状が改善、あるいは消失した症例を紹介します。

症例1

失活歯4本のうち、2本の治療でリウマチがほぼ完治

患者様……女性（47歳）

初診……2013年2月22日

病名……リウマチ

症状……毎回、入眠時に頻脈がある（治療の必要はないといわれている）。右手親指の第2関節に腫れと痛みがある。右足の親指と人差し指の裏が痛み、ハイヒールが履けない。左膝がときどき痛む。左肩も何となく痛いと感じるなど

投薬……とくになし

病歴……包丁が持てない。重い鍋が持てない。歩きづらい。右手の中指に腫れがあり、2011年にリウマチの診断を受けている。プレドニン5～15㎎／週と痛み止めを投薬される。だんだんと症状が良くなっていくが、副作用として頭の吹き出物、貧血、白血球減少などがあらわれたため、プレドニンの量を減らしている。その後、転院して2012年11月で薬をやめたが、症状は安定していてひどくはならない

失活歯……右上（2番）、左上（5番）、右下（5番）、左下（6番）

治療計画……4本の失活歯のうち、根尖病巣がある右上（2番）、左上（5番）に3Ｍi

x‐MP法を用いて再根管治療を行う

治療経過

2013年

3月15日　左上（5番）から治療開始。このあと、日中でも頻脈が出るようになる

4月9日　左上（5番）に、3Mix‐MPを3回置き、仮歯をセット。このあと、頻脈は日中出なくなる

4月19日　右上（2番）に、3Mix‐MPを2回置く。このあと、「心臓がバクバクし、なにか虫が動いているような感じがした」とのこと

5月16日　右上（2番）に3Mix‐MPを3回置き、仮歯をセット。このあと、頻脈は日中出なくなる

7月9日　右上（2番）、左上（5番）に最終的な歯をセット

8月9日　毎日の入眠時に頻脈はある。右手親指の第2関節の腫れは小さくなり、痛みはない。右足の親指と人差し指の裏の痛みはかなり良くなり、少しヒールの高い靴は履けるようになる。ときどき痛んだ左膝の痛みも、なんとなく痛いと感じた左肩の痛みもない

12月11日　入眠時の頻脈はなくなる。右手親指の第2関節の腫れは小さくなっているが、まだ腫れはある。痛みはない。しかし、他の関節はすべて治り、ハイヒールも履けるようになっている。薬はまっ

たく飲んでおらず、本人は完治したと感じているとのこと

著者のコメント

失活歯4本のうち、根尖病巣のある2本の再治療を行いました。右手親指の第2関節に小さな腫れが残っているだけで、他のすべての症状は解消されました。薬を飲んでいないため、完治に近いと思われます。

治療前後の血液検査のデータがなく、治療約1年半後のデータしかありません。検査値は正常値よりも高い値で、血液検査からは正常であるとは言えません。要観察です。

初診時のパノラマX線写真
（2013.2.22）

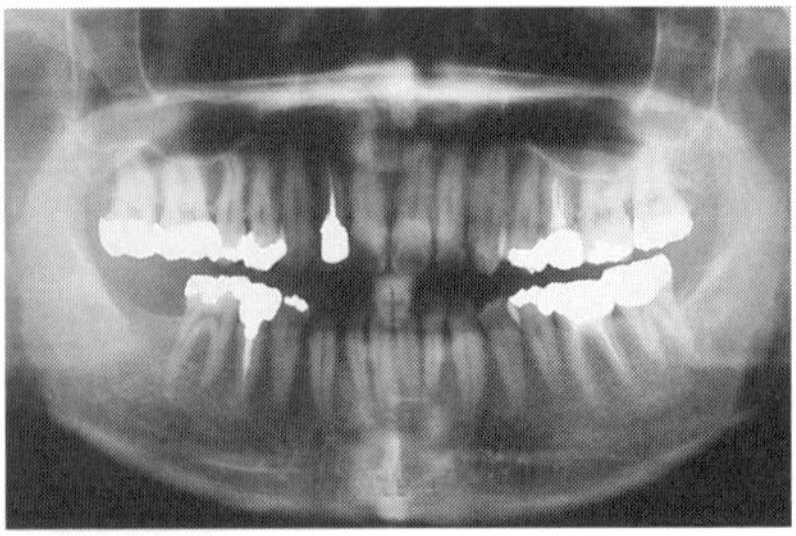

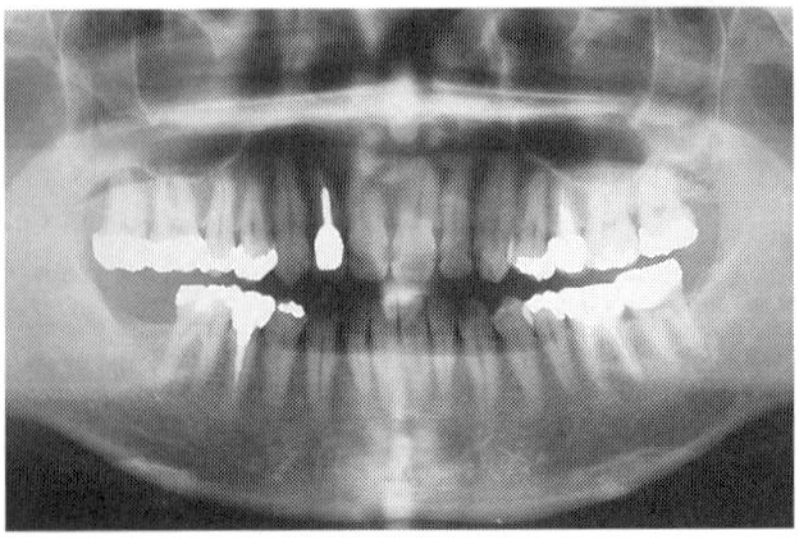

治療終了時のパノラマX線写真
（2013.7.9）

血液検査のマーカー

	MMP−3（正常値17.3~59.7）	抗CCP抗体（正常値5.0未満）	血清アミロイドA蛋白（正常値8.0以下）	RF（正常値16未満）
2015.1.14	34.8	28.3	11.9	27

＊治療期間：2013.3.15～2013.8.9

症例2

失活歯14本のうち、3本の治療でジンマシンが完治

患者様……男性（56歳）

初診……2013年4月3日

病名……ジンマシン

症状・病歴……魚好きなのだが、魚を食べると2〜3年前からお尻にジンマシンが出る

投薬……とくになし

失活歯……右上（2番、3番、4番、5番、7番）、左上（3番、4番、7番）、右下（3番、5番、6番、7番）、左下（4番、6番）

治療計画……諸般の事情から、右下（3番）、左下（4番、6番）に3Mix-MP法を用いて再根管治療を行う

治療経過

2013年

4月6日　右下（3番）から治療開始

5月25日　右下（3番）に3Mix-MPを2回置き、根管充填、充填後、根管治療のために歯に開けた穴をレジンで封鎖（CRF）。補綴処置はなし。これが最終的な処置になる

6月26日　ジンマシンの出る頻度が減ってくる

7月20日　左下（6番）に3Mix-MPを3回置き、仮歯をセット

7月24日　ジンマシンが出なくなる
8月21日　左下（4番）に3Mix-MPを3回置き、左下（4番、5番＝欠損、6番）に仮歯（ブリッジ）をセット
9月18日　左下（4番、5番＝欠損、6番）に最終的なブリッジの歯をセット
10月16日　左下（7番）の治療。この歯は神経を残して補綴物をセット
10月23日　ジンマシンはまったく出なくなる

著者のコメント

14本の失活歯のうち、3本の歯を3Mix-MP法を用いて治療しました。その結果、ジンマシンはまったく出なくなりました。ただ未治療の失活歯は11本あり、免疫力が高くて、歯原病の発症がないものと思われます。

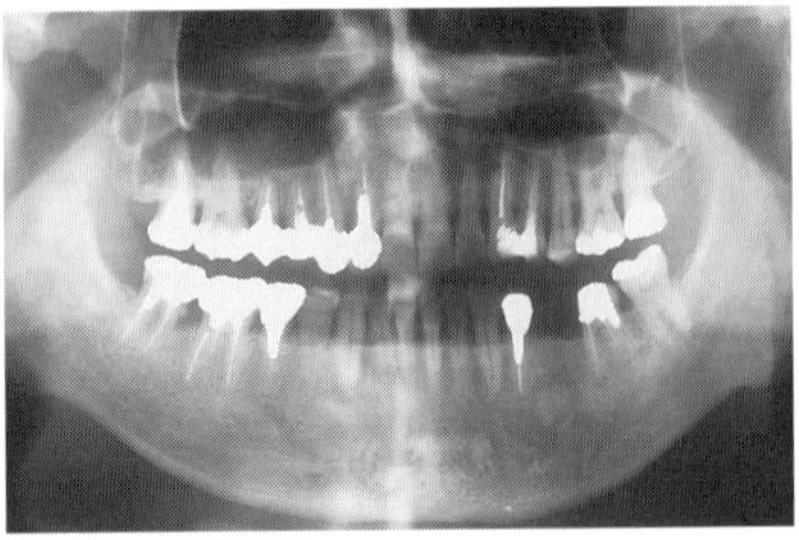

初診時のパノラマX線写真
（2013.4.3）

症例3 失活歯11本のうち、4本の治療で慢性ジンマシンと手のこわばりがかなり改善

患者様……女性（51歳）

初診……2013年3月11日

病名……慢性ジンマシン（夜になると出る）。両手のこわばりと両肘の痛み（リウマチの診断はついていない）など

投薬……フェキソフェナジン（抗ヒスタミン剤）60〜120mg／日

病歴……20代で膠原病予備軍、貧血。30代で子宮頸がん（部分切除手術を受け、抗がん剤は使っていない）。腰の椎間板ヘルニア、メニエール病。40代で膀胱炎。50代で慢性ジンマシン（2000年に発症）、両肘の痛み、両手のこわばり

失活歯……右上（2番、4番、5番、7番）、左上（4番、5番）、右下（2番、5番、6番）、左下（6番）、左上（6番）神経の壊死

治療計画……右下（8番）、左下（6番、8番）を抜歯。3Mix-MP法を用いて、左上（6番）の根管治療と右下（5番）の再根管治療を行う

治療経過

2013年

3月22日　左上（6番）の根管治療から始

める
5月25日　左上（6番）に3Mix-MPを3回置き、仮歯をセット
6月4日　左下（6番、8番）を抜歯。左下（6番）は骨植と病巣の大きさから予後が悪いと判断した
6月8日　両手のこわばりが消える。両肘の痛みは軽くなる
6月27日　左下（5番、6番＝抜歯、7番）にブリッジの仮歯をセット
8月30日　右肘の痛みはない。左肘の痛みは、あるかないかといった程度
11月17日　右下（6番）に3Mix-MPを4回置くが、改善が見られなかったためと、骨植の状態も考えて抜歯する
12月3日　右下（5番）に、3Mix-MPを3回置き、仮歯をセット
12月5日　右下（5番、6番＝抜歯、7番）にブリッジの仮歯をセット
12月16日　右下（8番）を抜歯

2014年

1月17日　左下（5番、6番＝抜歯、7番）に最終的なブリッジの歯をセット
3月10日　起床時の両手のこわばりがない。両手のこわばりと痛みで熟睡できなかったが、わりと熟睡できるようになる
3月27日　右下（5番、6番＝抜歯、7番）に最終的なブリッジの歯をセット、左上（6番）に最終的な歯をセット
8月4日　慢性ジンマシンは70％以上治っ

た。フェキソフェナジンを毎日60～120㎎飲んでいたが、今はまったく飲んでいない。夜就寝前に、顔と手のひら、首から下にかゆみと発赤が毎日出ていたが、出なくなる。生まれつきトマト、メロンがえぐ味があり、不味く感じて食べられなかったが、食べられるようになる。味覚が正常に近づいてきた

著者のコメント

失活歯が11本と多いうえに歯周病もあり、全身にさまざまな影響の出てくることが考えられます。失活歯を4本治療した結果、一応、ある程度以上の改善が見られました。しかし、失活歯はまだ7本残っていますし、歯周病もあります。身体の免疫力が落ちてくると、再びさまざまな症状の出ることが予想されます。

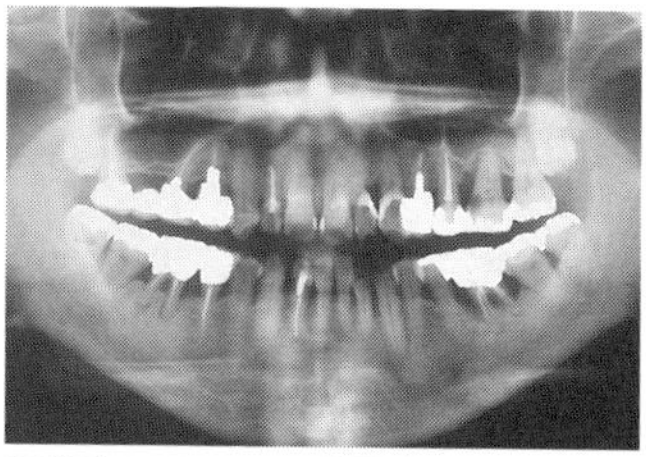

初診時のパノラマX線写真
(2013.3.11)

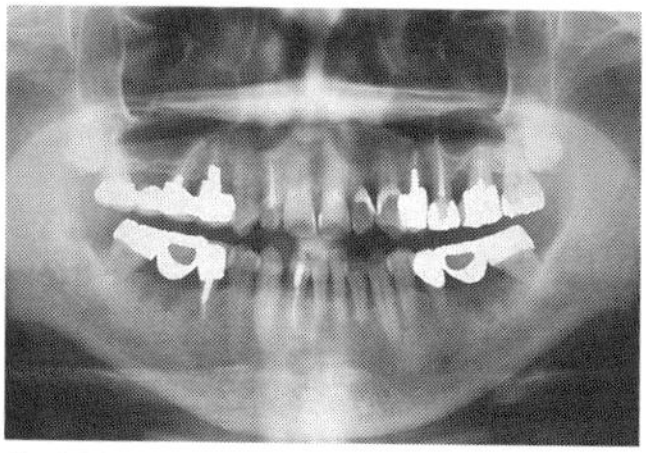

治療終了時のパノラマX線写真
(2014.3.27)

症例4

失活歯15本のうち、3本の治療で左肩から指先までの激痛が完治

患者様……女性（52歳）

初診……2013年2月27日

病名……五十肩（左肩）

症状・病歴……右肩が痛く、2012年9月に整形外科で五十肩と診断される。同年11月から2013年1月まで、歯科医院で左上（5番）の根管の再治療、補綴をおこなう。その後、左肩が痛くなり、激しい痛みのために熟睡できなくなる。現在、左の肩、上腕、肘、手首、指先も痛くなっている。服を着るのが大変で、一人では着られない

投薬……とくになし

失活歯……右上（1番、2番、4番、5番、6番）、左上（1番、2番、3番、4番、5番）、右下（6番）、左下（3番、4番、5番、6番）

治療計画……根尖病巣、その他のことから考慮して左上（5番）、右下（6番）、左下（6番）に3Mix-MP法を用いて再根管治療を行う

治療経過

2013年

3月4日　左上（5番）から治療開始

3月6日　左腕が脇から離れるようになる

3月15日　左上（5番）に3Mix-MP

を3回置き、仮歯をセット

4月4日　左下（6番）に3Mix‐MPを4回置き、仮歯をセット。左肩がスッキリしてくる

4月26日　右下（6番）に3Mix‐MPを3回置き、仮歯をセット。以前と比べて左肩の痛みはかなり楽になっているが、左肘が一番痛いとのこと

5月21日　左上（5番）に最終的な歯をセット

6月7日　左下（6番）に最終的な歯をセット

10月11日　右下（6番）に最終的な歯をセット

10月16日　眠れないほど痛かった左の肩、上腕、肘、手首、指先の痛みは、ときどき痛む程度に改善される。おおよそにおいて良好と判断される

2015年

3月11日　左の肩、上腕、肘、手首、指先の痛みはまったくないと報告がある。普通に生活できるとのこと

著者のコメント

15本の失活歯のうち、3本の歯を3Mix‐MP法を用いて治療しました。その結果、眠れないほどの激痛だった左側肩、上腕、肘、手首、指先の痛みがまったく解消しています。まだ多くの失活歯が残っており、免疫力の強さで症状が出ないのではと思われます。

初診時のパノラマX線写真
（2013.2.27）

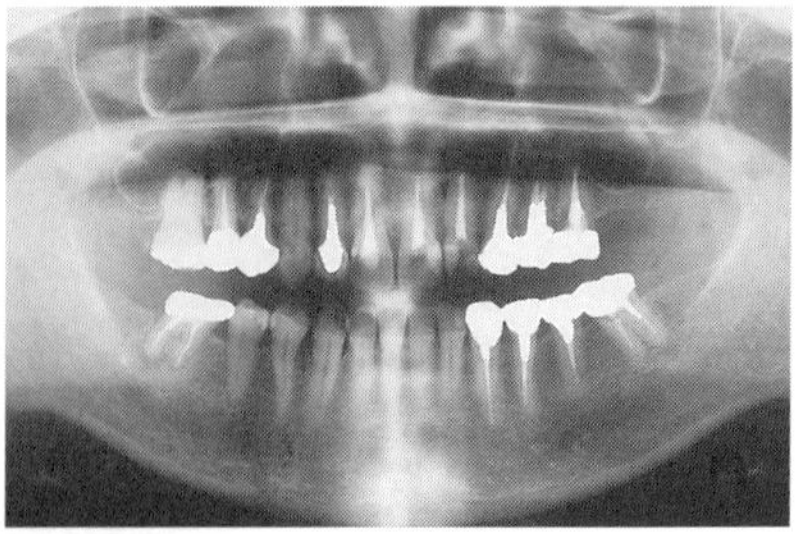

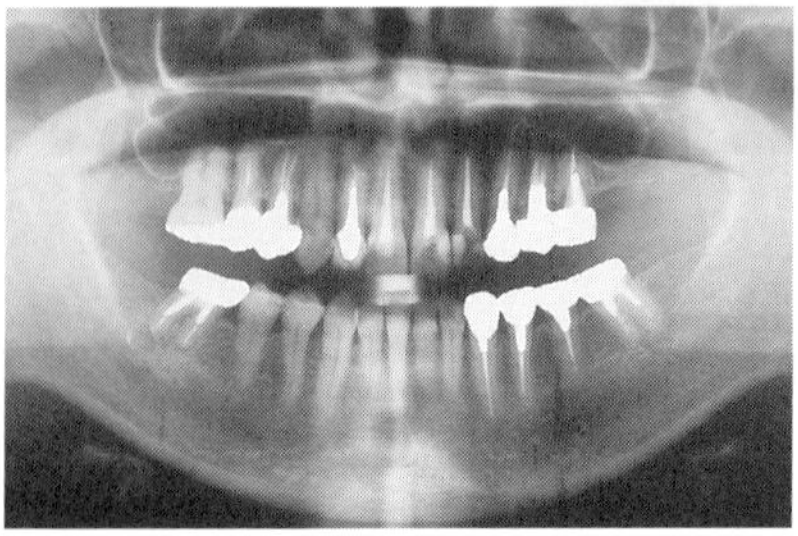

治療終了時のパノラマX線写真
（2013.10.11）

第5章

統計編

当院の歯原病の治療実績（2015年4月30日現在）

２０１０年10月から２０１５年４月30日までに歯原病との診断を下し、治療を行い終了した全ての症例の統計的な治療実績を紹介します。

治療結果に対する評価は57ページで設定した６段階評価を用います。

すべての失活歯を治療した場合

●リウマチ（15名）……ほぼ完治（２名）、かなり改善（６名）、改善（１名）、変化なし（４名）、悪化（２名）。変化なしと悪化の６名は全員が改善傾向にあったものの、最終的には治療開始時の状態、あるいは悪化して生物学的製剤の投与になった。口蓋扁桃、上咽頭の慢性炎症はなく、また歯周病もなかったために原因は不明であり、考察していかなければならない。

●パーキンソン病（３名）……かなり改善（３名）

●ヘバーデン結節（３名）……改善（３名）

●心房細動（２名）……完治（１名）、改善（１名）

●全身性エリテマトーデス（２名）……改善（２名）

●ジンマシン（２名）……完治（１名）、かなり改善（１名）

●湿疹（２名）……完治（１名）、かなり改善（１名）

●アトピー性皮膚炎（2名）……改善（2名）
●気管支喘息（1名）……完治
●頻脈（1名）……完治
●逆流性食道炎（1名）……完治
●正常眼圧緑内障（1名）……完治
●多発性筋炎（1名）……完治
●肉芽腫性口唇炎（1名）……かなり改善
●副甲状腺機能亢進症（1名）……改善
●関節痛（1名）……改善
●本態性振せん（1名）……変化なし
●失声症（1名）……変化なし

一部の失活歯を治療した場合

●関節痛（4名）
①失活歯15本のうち、3本を治療……完治
②失活歯14本のうち、2本を治療……ほぼ完治
③失活歯10本のうち、3本を治療……かなり改善
④失活歯9本のうち、1本を治療……改善
●リウマチ（1名、失活歯4本のうち、2本を治療）……ほぼ完治
●ジンマシン（1名、失活歯14本のうち、3本を治療）……完治

●気管支喘息（1名、失活歯11本のうち、6本を治療）……ほぼ完治
●湿疹（1名、失活歯11本のうち、6本を治療）……完治
●シェーグレン症候群（1名、失活歯9本のうち、1本を治療）……改善

症例数は延べ50例になります。

本態性振せんと失声症の2例は変化なしです。リウマチでの変化なし4例と悪化した2例はともに一時は改善傾向にあり、その後悪化して行きました。今後の研究が必要です。

残りの42例は完治から改善までと幅があるものの、確かな結果が出ていると思われます。

終章

日々の虫歯予防にまさる歯原病の予防策はない

虫歯をつくらなければ、歯原病になることはない

私は、歯原病の治療を、３Ｍｉｘ－ＭＰ法を使って行っていますが、「この治療に患者様の人生がかかっている」という責任感と同時に、５００種類以上の細菌が存在する口の中で、また歯の構造の特殊性を考えると、細菌感染が起こらないように治療をしていくことは、ほぼ不可能ではないかとの思いがあります。

しかし、何とかしたいとの思いで治療を進めていくうちに、患者様の症状が改善していくのを目の当たりにすると、確かな手応えと深い感動を覚えます。

歯の治療は力学の世界であり、疲労破壊との格闘であると思っていましたが、今ではさらに、細菌との死闘であるとも思うようになりました。

日々のケアで虫歯をつくらない。歯の神経は抜いてはいけない。これが歯原病予防の最上策です。健康長寿を維持するためには、このことを日本国中に啓蒙していかなければならないと強く思っています。

虫歯の8割はコンタクトカリエス。33年の臨床経験からの実感

人間が歯を失うのは虫歯50％、歯周病50％であると言われています。

今の青少年は、小さい頃は虫歯がなくても、20歳をすぎる頃になると、歯と歯が接触しているところの虫歯（コンタクトカリエス）が一挙に発生する方が意外と多く見られます。

今の70～80代の人たちは、日本が貧しい時代に育っています。幼少期にお菓子を食べる機会も少なく、砂糖、食品添加物、防腐剤、防カビ剤、農薬、化学肥料を口にしていないために、歯が強い。コンタクトカリエスに簡単にはなりません。

今の70～80代の人の歯の強さと、10～20代の人の歯の強さはまったく違います。昔の人は歯が強い。歯は新陳代謝しませんから、強い歯が生えたら一生強いままです。弱い歯が生えたら一生、弱いままです。

33年の臨床経験から、私は、虫歯の8割はコンタクトカリエスであると感じています。

「フロスを使って歯と歯の間の汚れを取り除いていれば、こんな虫歯にはならなかったのに……。残念」

そう思わされることが非常に多くあります。

永久歯列が完成するのはだいたい12歳ですが、それ以降は必ずフロスを使うことをお勧めします。あるいは、永久歯列が完成する前、小学生の時から使えば理想的です。

歯周病もまた、歯と歯の間の歯ぐきから始まります。フロスは、歯周病の予防にも絶大な効果をもたらします。もちろん、普通の歯ブラシを使うことは当然です。

24時間で、歯の表面（歯面）には虫歯ができる危険域まで細菌が増える

虫歯は、砂糖を原料に虫歯菌が酸をつくり、その酸が歯を溶かすことで起こります。虫歯菌は、歯面にプラーク（歯垢）を作り、それがバイオフィルム（粘着性の膜）を形成し歯面に頑固に接着します。

口の中の細菌は、時間とともに急速に一直線に増えて、24時間で虫歯をつくる危険域にまで達します。したがって、24時間以内にプラークを除いていくと、細菌が虫歯になる危険域を超えません。

24時間以内に1回は歯ブラシ、フロス、歯間ブラシを使って歯面を徹底的に磨く――。

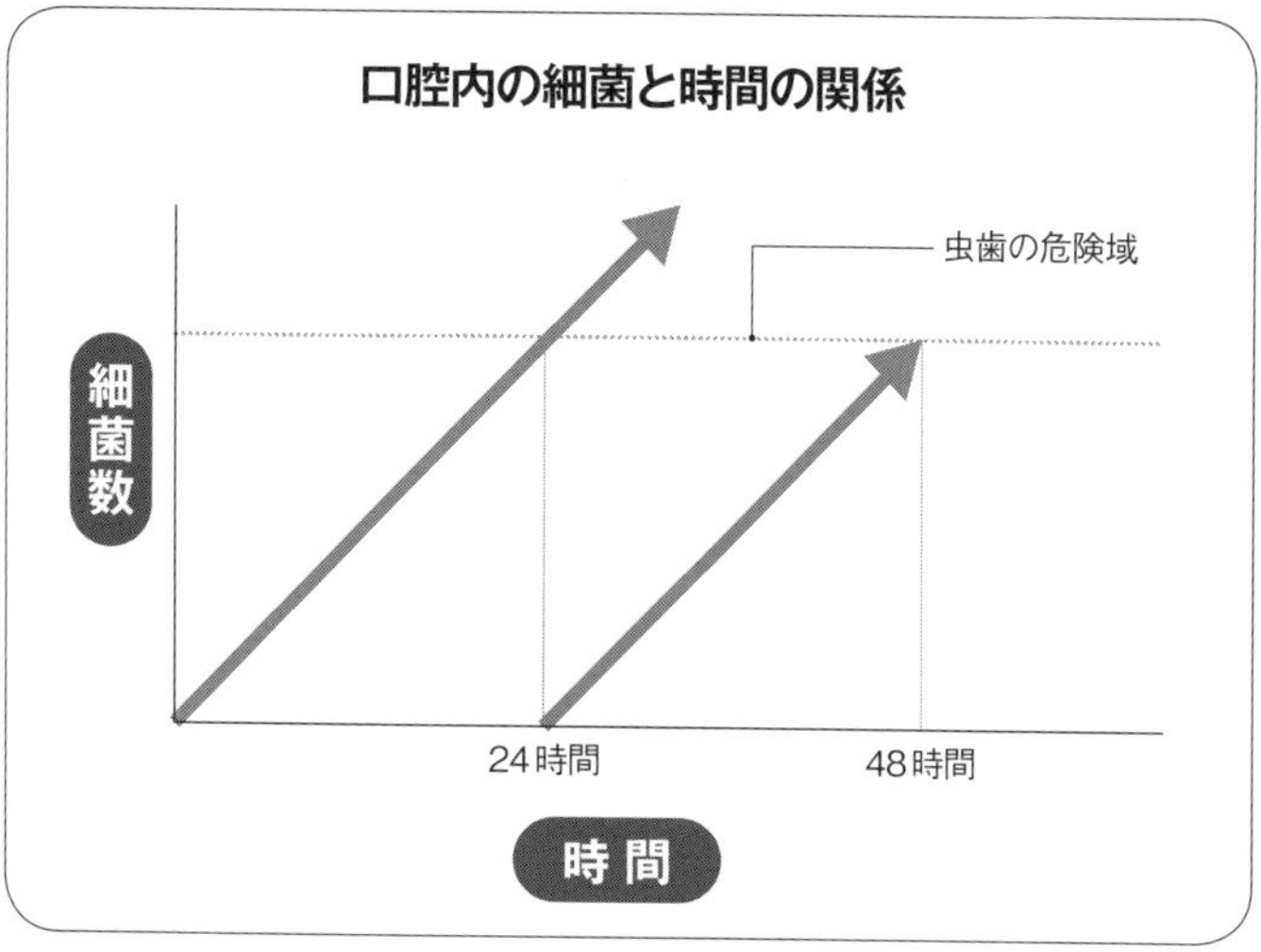

このケアを心がけていれば虫歯や歯周病になりにくく、ひいては歯原病を予防できます。

プライス博士は著書である『食生活と身体の退化』の中で、「原始生活（原始的な食事）をしている人々は歯を磨かなくても、虫歯にならない。ところが文明食を摂ると、虫歯になって健康を害していく」ことを明らかにしました。

現代の日本人は、原始的な食事はできません。結論として、健康を維持するために歯ブラシ、フロス、歯間ブラシを毎日、丁寧に使っていくしかありません。

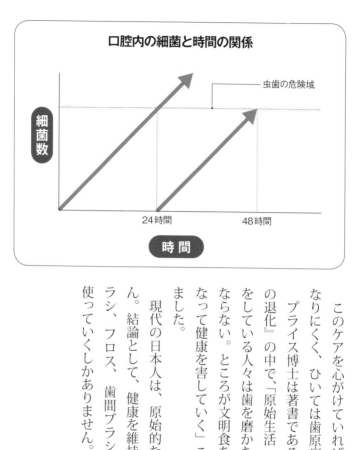

虫歯予防は、フロスや歯間ブラシの選び方で大きな差が出る

毎年、6月4日から1週間は「歯の衛生週間」です。「みなさん、毎日歯ブラシを使いましょう」と言いますが、「みなさん、毎日フロスを使いましょう」とは言われません。

これでは片手落ちです。毎日、すべての歯と歯の間をフロス、またはフロスと歯間ブラシで磨くことがとても大切なのです。

歯と歯の間は狭く、歯ブラシが入りません。永遠に不潔です。フロスはその狭い部分を掃除するためにつくられました。

フロスは、細いナイロン繊維をよった糸です。このフロスを歯と歯の間に入れて引き抜き、歯垢（プラーク）をかき出します。

通常、糸巻きに巻いてある長い糸を、1回の使用分だけ切って指に巻いて使います。慣れるまでに多少のコツが必要ですし、指に巻いて使うので奥歯に使うのは非常に難しいものです。

今は、フロスを張った糸ようじも市販されています。二股になったプラスチックにフロ

歯間部のプラーク

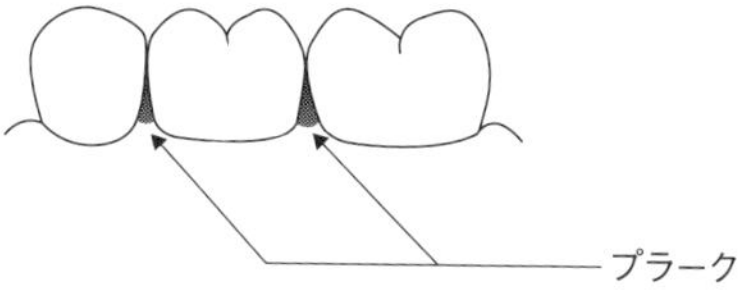

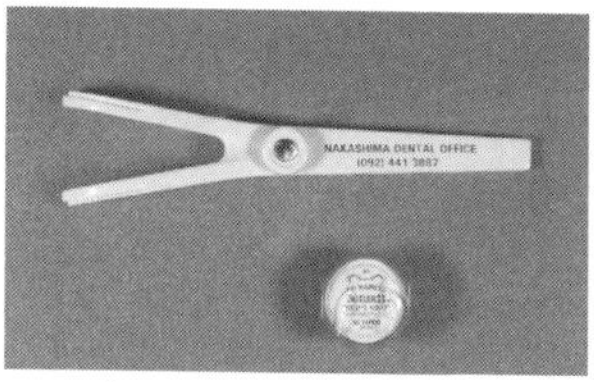

フロスとフロスホルダー

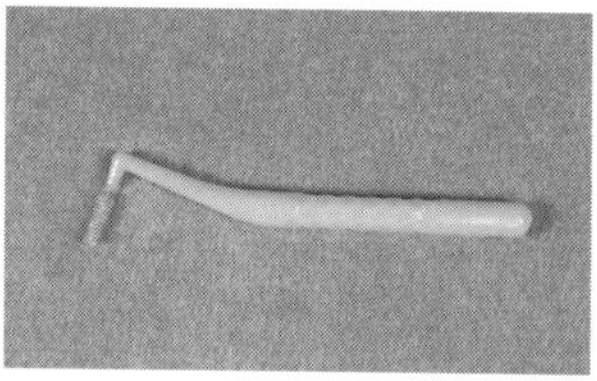
歯間ブラシ

スが張られ、歯と歯の間をフロスで磨くという発想は正しいのですが、市販されているものは使いづらい形状です。フロスの張りがゆるく、糸も太いからです。

当院では、私が18年間にわたって世界中を探し、改良の余地がないくらい使いやすいフロスホルダーをアメリカから個人輸入して、患者様にお勧めしています。このホルダーに、1回分のフロスをしっかりと張って使います**(上図の左写真)**。

歯と歯が補綴物で連結されているところやブリッジが入っているところには、フロスが入りません。また、歯周病で歯肉が退縮したところにはフロスだけでは充分ではありません。そこには、歯間ブラシを使います。

歯ブラシ、フロス、歯間ブラシの使い方は難しく、奥が深いので、何度でも歯科医院で指導を受けてください。

「Floss or Die」という言葉があります。「フロスをしなさい。さもなければ死にますよ」という意味です。ぜひ肝に銘じてください。

6ヵ月ごと、あるいは1年ごとに歯の定期健診を受ける

毎日、歯を完璧に磨くことは不可能であり、誰にもできません。自分が気づかないうちに虫歯、歯周病になるケースが実に多いのです。

痛い時、あるいは何かあったときに歯科医院に行くのではなく、半年に一度、あるいは一年に一度は歯科医院に行って、チェックをしてもらうことが非常に大事になります。そして、磨き残した部分をきれいにクリーニングしてもらいましょう。このようにすると虫歯の初期で治療ができるので、歯の神経を抜くようになることは絶対にありません。歯原病にもならなくて済むわけです。

治療終了後のメインテナンスのために、半年あるいは一年に一回健診に当院に来られる

患者様で、歯ブラシは当然のこととして、毎日しっかりフロス、歯間ブラシをされている方は、3年、5年、10年と経過しても歯のチェックとクリーニングだけで終わります。新しく虫歯ができることはほとんどありません。つまり、歯科医の私が歯を削ることがありません。皮肉なことに、「歯科医が歯を削らないことが最高の歯科治療」なのです。

おわりに

「あいうべ体操」の考案者で、日本の医療を根本的に変革しようと努力されている「みらいクリニック」の今井一彰先生の講演会で、私は、半年間探し続けていた一冊の本を手にしました。２０１０年８月、熊本で開催された日本歯科東洋医学会の九州支部講演会でのできごとです。

その本が、『虫歯から始まる全身の病気』でした。タイトルに引き込まれて、一気に読み進むうちに、身体が熱く燃えるような衝撃と手応えを感じ、同年10月からそれまで温めていた歯原病の治療をスタートしました。

初めての患者様は、今井先生からの紹介でした。以来、歯原病を疑われる多くの患者様を紹介してくださり、血液検査をして治療の経過を見守っていただいております。また、様々なアドバイスをいただくなど、大変お世話になっており、心より感謝申し上げます。

失活歯が歯原病という全身の様々な病気を起こすことを広く知っていただきたい。決して歯の神経を抜くことがないように、歯磨き、フロス、歯間ブラシで毎日、虫歯を予防していただきたい。そして、歯原病を治療することで、患者様が希望を持ち、健康な人生を送っていただきたい――。

この願いから、本書は誕生しました。

当院は福岡市博多区にありますが、全身のさまざまな症状で悩む患者様が、九州、中国地方だけでなく、東京、大阪など全国から来院されます。そのほとんどが紹介です。

歯原病と診断がつけば3Ｍｉｘ‐ＭＰ法を用いて失活歯の治療を開始し、症状の消失・改善など大きな治療効果が上がっています。症状が軽くなっていく患者様の喜びは大きく、毎日の治療から感動をいただいています。

歯原病の治療に効果を発揮している3Ｍｉｘ‐ＭＰ法は、患者様にやさしい虫歯の治療を開発された宅重豊彦先生のご努力の賜物です。私は、宅重先生から3Ｍｉｘ‐ＭＰ法の薫陶を受けました。

3Ｍｉｘ‐ＭＰ法は非常に繊細な治療法ですから、出版物を読んで勉強しただけで結果を出すことは困難と言えます。宅重先生のセミナーをしっかり受けて、習熟しなければなりません。

歯原病治療に3Mix－MP法を用いて患者様のお役に立つことは、歯科医として望外の喜びです。

歯原病は今はまだほとんど知られていませんが、アメリカでは徐々に認知度が高まっています。日本でも、今後、歯科医療で脚光を浴びる大きなテーマになると考えられます。

歯原病に興味を持ち、ともに歯原病の治療で患者様の苦しみ・悩みを和らげ、解消できる歯科医を増やしたい――。私の希望です。

また、歯原病の治療は医科と歯科を融合する医療であり、医科の先生方との連携が必要になってきます。その結果、歯原病が疑われる多くの難病が治っていけば、日本の医療費の減少にも貢献できると思われます。

歯原病を認識している医科の先生方、歯原病の治療を行う歯科の先生方と手を携え、ともに患者様のために歩み続けたいと心から願っています。

2015年8月

中島龍市

●参考文献

『虫歯から始まる全身の病気』（ジョージ・E・マイニー著／片山恒夫監修／恒志会訳／恒志会／2008年）
『食生活と身体の退化』（ウェストン・A・プライス著／片山恒夫・恒志会訳／恒志会／増補・改訂版2010年）
『虫歯はクスリで治る！』（宅重豊彦著／現代書林／2007年）
『免疫を高めて病気を治す口の体操「あいうべ」』（今井一彰著／マキノ出版／2008年）
『病気が治る鼻うがい健康法』（堀田修著／角川マーケティング／2011年）
『本当に怖い歯の詰め物』（ハル・A・ハギンズ著／田中信男訳／ダイナミックセラーズ／2012年）
『口腔が全身に与える影響』（堀田修／福岡県歯界時報3月号18〜26頁／2015年）

歯原病《しげんびょう》

2015年8月24日　初版第1刷
2023年8月24日　　　第2刷

著　者 ——— 中島龍市《なかしまりゅういち》
発行者 ——— 松島一樹
発行所 ——— 現代書林
〒162-0053　東京都新宿区原町3-61 桂ビル
TEL／代表　03(3205)8384
振替00140-7-42905
http://www.gendaishorin.co.jp/
ブックデザイン ——— 須藤康子＋島津デザイン事務所
DTP+本文中図版 ——— 川原田眞生

印刷・製本：広研印刷(株)
乱丁・落丁本はお取り替えいたします。
定価はカバーに表示してあります。

ISBN978-4-7745-1541-0 C0047